杏林治验系列

脑病辨治精粹

主　　编　宁为民　陈敬毅

副 主 编　杨康强　赵　湛

编　　委（以姓氏笔画为序）

宁为民　朱慧珊　伍小玲　李国顺　杨康强

何　彦　何秋杏　沈　悦　陈敬毅　赵　湛

莫换好　庾国桢　梁文菲　温丽敏　黎高安

编写秘书　朱晶玲

人民卫生出版社

·北　京·

图书在版编目（CIP）数据

脑病辨治精粹 / 宁为民，陈敬毅主编 . -- 北京 ：人民卫生出版社，2025. 11. --（杏林治验系列）.

ISBN 978-7-117-38895-5

Ⅰ. R277.72

中国国家版本馆 CIP 数据核字第 2025Y983S4 号

人卫智网	www.ipmph.com	医学教育、学术、考试、健康，购书智慧智能综合服务平台
人卫官网	www.pmph.com	人卫官方资讯发布平台

杏林治验系列
脑病辨治精粹
Xinglin Zhiyan Xilie
Naobing Bianzhi Jingcui

主　　编：宁为民　陈敬毅
出版发行：人民卫生出版社（中继线 010-59780011）
地　　址：北京市朝阳区潘家园南里 19 号
邮　　编：100021
E - mail：pmph @ pmph.com
购书热线：010-59787592　010-59787584　010-65264830
印　　刷：三河市宏达印刷有限公司
经　　销：新华书店
开　　本：710 × 1000　1/16　　印张：14
字　　数：222 千字
版　　次：2025 年 11 月第 1 版
印　　次：2025 年 11 月第 1 次印刷
标准书号：ISBN 978-7-117-38895-5
定　　价：55.00 元
打击盗版举报电话：010-59787491　E-mail：WQ @ pmph.com
质量问题联系电话：010-59787234　E-mail：zhiliang @ pmph.com
数字融合服务电话：4001118166　E-mail：zengzhi @ pmph.com

前　言

中医药学作为中华文明的璀璨瑰宝，积淀着中华民族数千年的健康智慧与临床经验，其“整体观念”“辨证论治”的核心思想，至今仍在守护人民健康的实践中彰显独特价值。在脑病诊疗领域，中医以其丰富的理论体系、灵活的治法方药和显著的临床疗效，为中风、眩晕、头痛及颤证等疾病的防治提供了重要思路。东莞市中医院脑病科作为广东省中医重点专科，始终以传承创新为己任，在中医药辨治脑病的临床实践中积累了丰硕经验。值此“健康中国”战略深入推进、中医药事业迎来历史性发展机遇之际，科室联合宁为民名中医工作室团队，集合多年临床治验，编纂《杏林治验：脑病辨治精粹》一书，冀以总结专科及工作室经验、凝聚学术特色、助力行业发展，为中医脑病学科的传承与创新贡献绵薄之力。

一、编写初衷：守正创新，传承岐黄智慧

中医脑病学是中医药体系中极具活力的重要分支，其理论源头可追溯至《黄帝内经》，历经汉、唐、宋、元的理论奠基，以及明清时期的治法拓展，形成“从肝风痰瘀论治”“调气血阴阳以固本”等独特的学术体系。然而，随着现代生活方式的转变，脑病发病率逐年攀升，且呈现年轻化、复杂化趋势，对中医临床治疗提出了新的挑战。如何在传承经典的基础上，结合现代疾病特点凝练诊疗规律，成为中医药脑病工作者的时代课题。

东莞市中医院脑病科自成立以来，始终秉持“厚德精术、仁和济世”的理念，立足岭南地域气候湿热、居民体质多兼痰瘀的特点，在名老中医经验传承、专科优势病种建设、特色疗法研发等方面深耕不辍。学科带头人宁为民教授为广东省名中医，从事中医脑病临床、教学、科研三十余载，提出“中风病全周期中医治疗”“宣通三焦法”等学术观点，形成了一套行之有效的辨治体系。其团队在长期临床实践中深刻认识到，临床经验的总结与传播是中医药传承的关键环节——唯有将零散的个案升华为可复制的诊疗方案，将地

域性经验转化为具有普适价值的学术成果，才能让中医智慧惠及更多患者与同仁。

本书的编写，正是基于以下三重初衷：一者，梳理科室临床积淀，提炼中医辨治脑病的核心经验，为后学提供可资借鉴的实践范式；二者，挖掘岭南中医特色，彰显地域医学在脑病防治中的独特优势，丰富中医脑病学的学术内涵；三者，响应《"十四五"中医药发展规划》中"强化中医药特色人才培养"的号召，以临床治验为载体，推动理论与实践的深度融合，助力中医药传承与创新发展。

二、内容特色：聚焦临床，彰显专科优势

本书以"传承精华、守正创新"为纲，以"突出特色、服务临床"为要，分为"理论溯源""辨治精粹""经验传承"三大板块，系统呈现东莞市中医院脑病科在十二个常见病种（中风、眩晕、头痛、痴呆、颤证、痫病、痿病、不寐、郁证、痿病类证、神昏、口僻）中的诊疗经验，兼具学术深度与临床实用性。

（一）理论溯源：贯通古今，明辨源流

绪论部分纵览中医脑病理论发展脉络，上溯《黄帝内经》对"脑主神明""风痱""头痛"的记载，梳理东汉张仲景"内风"理论、金元四大家对脑病病机的阐发，及至明清时期叶天士"肝风内动"、王清任"脑髓说""血瘀论"的创新，并阐述岭南医家邓铁涛、何炎燊等对脑病的诊治经验，展现中医脑病学的理论渊源与学术演进，为地域化辨治提供理论支撑。

（二）辨治精粹：一案一法，精准施治

各病种章节遵循"概述—病因病机—辨证论治—医案解要—预防调摄"的逻辑框架，既彰显中医辨证论治精髓，又融入现代临床思维。

辨证经验：提炼专科核心辨证要素，如首创"宣通三焦"法救治中风急危重症，丰富中医辨证体系，效仿防风通圣散新订"通圣方"。首次提出"育阴潜阳"法来干预中风后认知功能损害，研制院内制剂"滋阴健脑片"。结合体质及"三因"学说，从"风痰同治"探讨中医药治疗眩晕、头痛的经验，研制院内制剂"天麻健脑颗粒"，临床疗效显著，成果获国家级专利。建立中风全周期、全方位中医管理模式，建立中风中医预防体系，通过体质辨识早期识别高危中医体质，进行一级预防；对中风患者进行规范中医慢病管理，进行二级预防。

名家验方：收录宁为民名中医及科室历代专家的经验方40余首，如“通圣方”（治中风急性期痰热腑实证）、“天麻健脑方”（治风痰上扰型眩晕）、“芎芷通络汤”（治顽固型偏头痛），详述组方思路、配伍特点及临床加减，体现“理法方药”的一致性。

经典医案：精选近五十则真实医案，涵盖疑难重症、中西医结合病例及岭南特色病种，以“病情摘要—辨证思路—治法解析—按语”四步呈现诊疗全过程，还原中医临证思辨轨迹。

特色疗法：结合岭南中医药资源与科室优势，介绍子午流注服药法、火龙罐、督脉灸、药食同源调理法等，体现“简、便、验、廉”的中医特色。

预防调摄：立足“治未病”理念，针对岭南地域特点，提供饮食调养、情志疏导、运动指导等方案，构建“防、治、康”一体化体系。

三、读者定位：多元适用，助力全链条传承

本书兼具学术性与实用性，适用于以下读者群体。

中医临床工作者：尤其是从事脑病科、神经内科的医师，可从中获取辨证思路、特色疗法及疑难病例的处理经验，拓宽诊疗视野。

中西医结合从业者：提供中医辨治脑病的特色方案，助力中西医协同诊疗策略的制定。

中医药院校师生：作为理论联系实践的参考教材，帮助理解中医脑病学的核心理论与临证思维，体悟岭南中医的地域特色。

患者及家属：通过预防调摄、饮食指导等内容，了解疾病的发生规律及日常保健方法，提升自我管理能力。

本书的出版，得益于多方支持与帮助：感谢东莞市中医院领导对中医药传承工作的重视与指导，为编写团队提供了坚实的平台保障；感谢每一位患者的信任与配合，临床疗效始终是我们前行的动力；感谢人民卫生出版社编辑团队的专业付出，让本书得以精益求精地呈现。

“纸上得来终觉浅，绝知此事要躬行。”尽管团队秉持审慎态度，力求准确传递临床经验，但限于学术水平与编写时间，书中难免存在疏漏或争议之处，恳请各位同道不吝指正，您的宝贵意见将成为我们继续探索的动力。

中医药的传承与发展，是一场永不止息的接力。愿本书成为一块铺路石，

助力更多同仁在中医脑病诊疗的征途上深耕细作，更愿岭南中医的智慧之花，在全国中医药事业的百花园中绽放异彩。

编者

2025 年 9 月

目　录

第一章　中医脑病的概述与发展源流

一、概　　述

在人类医学的漫长发展进程中，中医宛如一颗璀璨的明珠，散发着独特而迷人的光芒。中医脑病作为中医理论体系中的重要组成部分，更是以其深厚的历史底蕴、独特的理论架构和丰富的临床实践，成为中医领域中一颗耀眼的明星。它涵盖现代医学中众多复杂的神经系统疾病，如脑血管疾病、脑部感染性疾病、神经退行性疾病以及癫痫等。中医以其整体观念和辨证论治的独特思维，将这些疾病纳入自身的理论和实践框架中，开启了一场跨越千年的探索之旅。

从远古时期人类对自身精神、意识活动及相关疾病的好奇与关注，到如今在现代医学背景下的传承与创新，中医脑病的发展历程见证了中医理论的不断发展与进步。

二、中医脑病学发展源流和学科建设

（一）远古时期的星火

在人类文明曙光初现之时，当原始先民从蒙昧走向觉醒，对生命本质的追问便如同星火般，在各大古老文明的土壤中悄然萌发。从尼罗河畔的莎草纸到两河流域的泥板文书，从印度河谷的瑜伽冥想再到黄河之滨的龟甲卜辞，人类对自身精神、意识活动及其相关疾病的探索，跨越地域与族群，交织成一部充满神秘色彩与智慧的认知史诗。彼时的人们虽未掌握现代解剖学的精密知识，却能以直觉般的敏锐感知，将精神现象与自然法则、神灵信仰，乃至生命节律相勾连——古埃及人将癫痫视为“神圣之疾”，美索不达米亚的祭司用星象占卜解读癔症，而在华夏大地的殷商甲骨文中，“疒首”“疒心”等病名已隐约透露出人们对脑与心神关联的朦胧认知。这种植根于生存实践与哲学思辨的原始医学智慧，如同暗夜中的萤火，虽微弱，却为后世中医脑病理论体系的建构照亮了最初的方向。

（二）先秦至两汉：萌芽与奠基

先秦至两汉时期是脑病理论的萌芽与奠基阶段。《黄帝内经》作为中医经典著作，为脑病的起源奠定了深厚的哲学基础。它是藏象与经络生理概念的形成之作，既是病因与病机学说的起源，是中药药性理论的萌芽，也是方剂理论的奠基之作。

同时，中医最早的治未病理念——“圣人不治已病治未病，不治已乱治未乱”也在其中得以确立。《黄帝内经》中有关脑病的论述丰富多样，提出了“脑为髓之海”，首次将脑与髓的生理关系纳入藏象理论中，认为心藏神，脑为先天之本，将神志、意识、智力和思维与脑部密切联系起来。

尽管此时“心主神明”仍为主导思想，但“头者精明之府”的论述暗示了脑与高级神经活动的关联。对中风、头痛、癫狂等脑病症状的描述，如“大厥”“薄厥”，已初现气血逆乱可致脑病的病机雏形。随后，《难经》将脑髓学说进一步发展，提出“髓会绝骨”，初步构建了脑-髓-骨的关联体系，为后世运用补髓填精法治疗脑病奠定了理论基础。东汉时期，张仲景的《伤寒杂病论》虽未专论脑病，但首次创立了“六经辨证”体系，将头痛与六经体系相联系，对头痛、痉病等脑系疾病的治疗具有超时代的示范意义。书中创造了三个世界“第一”：首次记载了人工呼吸、药物灌肠及胆道蛔虫用乌梅汤治疗。《伤寒杂病论》确立了完整的辨证论治理论体系，提出了“亡阳必惊狂，卧起不安”“形体不仁，乍静乍乱”等有关脑病的精辟见解，其“瘀血致狂”理论更是启发了后世活血法在脑病中的应用。

（三）魏晋至隋唐：拓展临床诊疗经验

魏晋至隋唐时期，中医拓展了丰富的脑病临床诊疗经验。皇甫谧撰写的《针灸甲乙经》系统整理了脑病相关腧穴，如百会、风府等头部要穴的定位与主治，确立了针灸治疗脑病的基础。巢元方的《诸病源候论》是隋代医家首次从病因学角度分析“风眩”“风癫”等病证，提出“风邪入脑”学说，并记载了导引、吐纳等非药物疗法。孙思邈在《千金要方》中收录治疗头痛、健忘、癫痫的方剂百余首，如“小续命汤”治中风、“孔圣枕中丹”益智，体现了“杂合以治”的脑病治疗思想。

（四）宋金元：理论争鸣与学术突破

宋金元时期，中医尽显理论争鸣与学术突破。刘完素（寒凉派）在《素问玄机原病式》中提出“六气皆从火化”，认为火热内盛是中风、眩晕等脑病的主因。他主张“热极生风”，强调火邪扰动心神、上攻于脑的病机，为清热泻火法治疗脑病奠定了基础。他突破外风致病的传统，提出“内风”概念，认为肾水不足、心火暴亢可引发中风，开后世“内风论”之先河。张从正（攻邪派）在《儒门事亲》中提倡汗、吐、下三法祛邪，认为痰瘀、积滞等实邪壅塞脑窍，可导致癫狂、头痛，主张通过攻邪法疏通气血，恢复脑窍清明。他提出情志过极（如大怒、大悲）可导致气血逆乱，引发脑病，强调心理调适的重要性。李杲（补土派）是宋金元时期著名的“脾胃大家”，首次将头痛分为外感与内伤，内伤头痛又分气虚、痰湿、血瘀等证型，认为脾胃虚弱、清阳不升可致脑失所养，引发眩晕、头痛。他提出“益气升阳”法，创补中益气汤等方，从脾胃论治脑病。他强调痰湿内阻、蒙蔽清窍的病机，为后世“无痰不作眩”理论提供理论依据。此外，他提出痫证多因痰壅气逆所致，创礞石滚痰丸等方以涤痰开窍。朱震亨（滋阴派）在《丹溪心法》中指出“阳常有余，阴常不足”，认为肝肾阴虚、相火妄动可致中风、头痛，主张滋阴降火，如应用大补阴丸；提出“痰火”是癫狂、痫证的重要病机，强调要清热化痰、开窍醒神。陈无择的《三因极一病证方论》将脑病病因归纳为外感六淫、内伤七情及不内外因，指出“痰迷心窍”可致癫狂，从而推动了痰瘀理论的发展。

金元四大家将脑病的辨证论治推向新的高度，为脑病的临床治疗提供了诸多创新思路。这个时期，各家学说争鸣，是中医脑病理论体系形成的关键阶段。医家们突破《黄帝内经》的框架，从火热、痰瘀、气虚和阴虚等多角度阐释脑病病机，创制了大量有效方剂，并融合多民族医学经验，为后世脑病学的发展奠定了基础。尽管受时代限制，但其辨证思路与治法仍具有重要的临床价值。

（五）明清：理论走向体系化

明清时期，脑病理论的发展逐渐走向体系化。明代医家张景岳是温补学派代表人物，其著作《类经》《类经图翼》和《类经附翼》对中医理论进行了深入阐述。《类经图翼》对运气、阴阳五行、经络经穴和针灸操作等作图解说。

《景岳全书》对痴呆有系统论述，提出“心气虚，神不清”“痰迷心窍则遇事多忘”；对眩晕病机提出“无虚不作眩”的理论。《本草纲目》中明确提出“脑主神明”的观点，创立“脑为元神之府”之学说，突破“心主神明”的传统认知，为脑病独立辨治提供了崭新的理论依据。

王清任从解剖学角度革新脑病理论，在《医林改错》中通过尸检观察，发现人体经络左右交互之义，与现代医学神经解剖特点吻合。他提出“灵机记性在脑”的论断，并创制补阳还五汤以治疗气虚血瘀型中风。该方至今仍是临床脑病中风治疗之经典。

在《温病条辨》这部划时代著作中，吴鞠通不仅系统阐述了“热入心包”的神昏谵语、“痰热闭窍”的痉厥抽搐等脑系危重证候，更以“治上焦如羽，非轻不举”的治疗理念，开创性地将芳香开窍、清热化痰之法运用于脑病急救。其创制的“凉开三宝”——安宫牛黄丸、紫雪丹和至宝丹，犹如三把开启意识之门的金钥匙：安宫牛黄丸以牛黄清心豁痰、麝香开窍醒神，专治高热神昏；紫雪丹以石膏、寒水石大清气热，佐以磁石镇惊安神；至宝丹则以犀角、玳瑁凉血解毒，配以琥珀、朱砂宁心安神。这些方剂不仅构建起温热性脑病的急救体系，更在2003年“非典”、2020年“新冠”等重大疫情中屡建奇功，彰显温病学说的现代价值。

（六）近现代：中西医汇通融合

近现代时期，中西医汇通融合发展。张锡纯，被誉为“中西医汇通第一人”，其著作《医学衷中参西录》对中医脑病（如中风、头痛、眩晕、癫痫等）的诊治有独到见解。在书中，他将西医脑解剖理论与中医气化理论相结合，吸收西医解剖学知识，将脑病与“脑充血”（实）、“脑贫血”（虚）对应，强调辨证需分虚实。他认为脑病多因“气血逆乱，上冲于脑”，如肝阳上亢、痰火上扰、气虚血瘀等所致，主张“引血下行”以平冲降逆。他主张治疗脑病，以“调气血、平冲逆”为核心，结合中西医学之长，创制镇肝熄风汤、建瓴汤等名方。这些名方至今仍是临床治疗中风、头痛、眩晕的效方。其“脑病治肝”的特色创新理论为后世从中西医结合角度治疗脑病开了先河。其学术思想既继承了传统中医理论，又融入了现代科学思维，为中医脑病学的发展开辟了新路径。

在这个时期，随着西方医学（简称“西医”）的传入，中医面临着前所未有的挑战和机遇。一些有识之士开始尝试将中西医理论和方法相结合，探索出一条新的医学发展道路。他们在继承中医传统理论和方法的基础上，借鉴西医的先进技术和理念，为中医脑病的治疗注入了新的活力。例如，在诊断方面，中医开始引入西医的影像学检查、实验室检查等方法，提高了诊断的准确性；在治疗方面，中医结合西医的药物治疗、手术治疗等方法，制定了更加综合、有效的治疗方案。

三、莞邑医学：岭南特色下的脑病诊治智慧

（一）莞邑医学的地域文化背景

莞邑，这片镶嵌于珠江三角洲腹地的岭南明珠，今称东莞，北枕罗浮山脉之苍翠，南衔狮子洋之浩渺，东江支流如血脉般蜿蜒滋养着这片湿热交织的沃土。早在先秦时期，百越先民便在此留下了“饭稻羹鱼、巢居避瘴”的生存智慧。《山海经》所载“南禺之山，多桂木金矿”的丰饶图景，恰是东莞地貌的远古回响。当《素问・异法方宜论》以“南方者，天地所长养，阳之所盛处也”揭开地域医学的序幕时，岭南特有的暑湿氤氲、瘴疠交织之气，已悄然塑造出“腠理疏松、湿热内蕴”的莞人体质——疍民以紫苏煨蟹抵御咸潮风湿，樵夫采五指毛桃煲汤疏解山林瘴毒。这种“因天制宜，就地取药”的原始医疗实践，正是岭南医学扎根于水土的鲜活注脚。

晋代葛洪罗浮炼丹，将中原医术与岭南草木相淬炼，其《肘后备急方》中“青蒿绞汁治疟”的记载，不仅启发了千年后屠呦呦的青蒿素研究，更印证了莞地“一草一木皆可入药”的生态禀赋。至宋代《岭南卫生方》系统总结“治瘴八法”，东莞槟榔、春砂仁等道地药材已通过海上丝绸之路远播南洋；明清时期，随着温病学派的崛起，莞城医家独创“三焦透邪法”，以木棉花、鸡蛋花等岭南花卉入药，化解“湿遏热伏”之脑热神昏，更将“治未病”理念融入凉茶文化——廿四味茶铺街巷飘香，端午挂艾驱疫成俗，形成“医食同源、防治一体”的独特医疗生态。岭南地区地处亚热带，气候炎热潮湿，这种特殊的地理环境和气候条件对当地人群的体质和疾病的发生与发展产生了深远的影响。当地人群多为湿热体质，容易受到湿热之邪的侵袭，导致各种疾病的发生。因此，莞邑医家在长期的医疗实践中，逐渐形成了一套针对岭南地区气候和人群体质特点的医学理论及治疗方法。如今的东莞，既是“世界工厂”，更是“岭南药库”：大岭山原始森林保存着上千种药用植物基因，寮步沉香博物馆延续着“莞香通窍醒神”的千年药脉；而在现代中医药产业园中，科研人员正以分子生物学技术解析“东莞五指毛桃”增强免疫的活性成分。从《黄帝内经》的“异法方宜”到当代的“精准医学”，莞邑大地始终以湿热为砚、草木为墨，在岭

南医学的卷轴上书写着生生不息的传奇。

（二）病因病机：外感与内伤的交织

从脑病病因病机的角度来看，莞邑医家有着深刻而独到的见解。他们认识到，岭南地区湿热的气候环境极易导致人体气机壅滞不畅。脑病的发生与外感湿热或暑湿、痰瘀阻窍密切相关，尤其强调“外湿引动内痰”这一关键的致病特点。

莞邑地处岭南，常年高温多雨，湿气氤氲，湿热邪气易侵袭人体。湿热胶结，上蒸于脑，可致清阳不升，浊阴不降，引发头重如裹、眩晕昏蒙，且梅雨季高发的眩晕症。岭南人多湿热体质，正如《岭南卫生方》记载“粤人湿火为患”，脾胃运化乏力，湿邪内生，久聚成痰。痰湿上犯脑窍，阻滞气血，可致中风偏瘫、癫痫发作。

当湿热之邪沿着经络上犯头目，壅塞脑络，就会引发头痛、眩晕、中风等病症。清代东莞名医陈定泰在《医谈传真》中指出“岭南瘴湿，蒸腾为患，湿热交争，上冲脑络，发为头风昏瞀”，形象地描绘了湿热之邪对脑部的危害。

莞邑临海，人们喜食海鲜、老火汤及凉茶。海鲜性寒助湿，老火汤滋腻碍脾，凉茶苦寒伤阳，久则脾胃虚损，湿邪内生，上蒙清窍，引发头痛、嗜睡。东莞市经济发达，生活节奏快，竞争压力大，情志不舒，易致肝气郁结，久而化火。肝火上炎，扰动脑神，可致失眠、焦虑、偏头痛（如紧张性头痛）。此外，痰瘀互结阻络之证在莞邑地区极为常见。湿热之邪久羁不去，炼液成痰，阻碍气血运行，产生瘀血。当痰瘀相互勾结而缠绕在脑络中，便成为癫痫、痴呆等严重脑病的核心病机。

莞邑地区中医脑病的病因病机以“湿热为患，痰瘀互结”为核心，受气候、饮食、体质等多因素影响，常表现为虚实夹杂、寒热错杂之证。临床治疗需立足地域特点，注重清热利湿、健脾化痰，同时调和肝脾、通络醒脑，进而逐渐形成“祛湿不伤正、清热不碍脾”的辨治特色。这一思路对岭南地区脑病的防治具有重要的指导价值。

（三）辨证特色：精准洞察病情

在辨证特色方面，莞邑医家善于从细微之处捕捉病情的蛛丝马迹。他们不仅关注患者的症状表现，更深入探究其症状背后隐藏的病因和病机。对于湿热之象，他们会细致分辨其轻重缓急，以及与痰瘀之间的相互影响关系。例如，身热不扬、汗出不解、舌苔黄腻等症状提示湿热偏盛；头部刺痛、痛处固定、舌质紫暗有瘀斑等表现，则意味着痰瘀更为突出。莞邑医家还会结合患者的生活环境、饮食习惯等因素进行综合判断，以确保辨证的准确性和全面性。

莞邑地区的辨证特色深刻体现了中华文化中“对立统一”的哲学智慧，其独特的地理环境、历史进程和文化交融塑造了多元共生的动态平衡。从气候饮食方面分析，岭南人因受气候影响，体质多偏湿热，易出现痤疮、口苦、疲劳等症状，故莞邑医家多主张“清补兼施”，忌纯补（如人参易助热），推崇五指毛桃（南芪）健脾补气而不燥，土茯苓利湿不伤阴。岭南四季温差小，冬季气候“湿冷”而非干冷，故冬季进补多用温润之品（如用玉竹、沙参炖汤），而非北方燥热之鹿茸、羊肉。岭南高温多雨的气候催生了骑楼（可以遮阳避雨）、镬耳屋（可以防火通风）、凉茶文化（可以调理湿热）等独特的生活智慧。广州凉茶品牌——“王老吉”以岗梅根、山芝麻、金沙藤等配伍，针对湿热上火之证，既体现了“药食同源”的辨证思维，也体现了人与自然的动态调和。

总之，莞邑医家之辨证，精髓在于“天人相应，因地制方”——既遵循中医整体观与辨证论治原则，又灵活融合地理气候、人文习俗与草药资源，形成“祛邪不伤正，扶正不留邪”的务实风格。这种辨证特色不仅守护了莞邑人民的健康，更为现代中医应对全球性湿热疾病、新发疫病提供了独特范式。

（四）用药经验：匠心独运的智慧

在用药经验上，莞邑医家匠心独运。他们巧妙地将本地道地药材融入脑病治疗中。除了《岭南采药录》中记载的东莞民间验方“石菖蒲蝎尾散”，以石菖蒲化痰开窍、全蝎通络逐瘀外，他们还善用溪黄草、鸡骨草等具有清热利湿功效的本地草药。溪黄草能清除体内湿热之邪，鸡骨草可清热解毒、疏肝止痛，调理由湿热导致的肝脾不和之证。同时，莞邑医家在用药时注重药物配伍，会根据不同病情和体质，精心调整药物的剂量和搭配，以达到最佳治疗效果。

在治疗痰瘀互结型脑病时，他们会将化痰药物与化瘀通络药物巧妙结合，如用胆南星的化痰之力搭配地龙的通络之功，使药物相互协作，共同发挥涤痰化瘀通络的作用。对于病情复杂、虚实夹杂的患者，他们会在祛邪的同时兼顾扶正，在方中适当加入党参、黄芪等补气之品，以增强患者的正气，提高机体抵抗力。

莞邑医家喜用石菖蒲、佩兰、广藿香等芳香之品。这些草药芳香化湿以醒脑，既祛湿浊，又开脑窍。对于久病难治等胶固难缠之疾病，莞邑名医受温病学派的启发，善用本地丰富的虫类资源以通络定痫。

此外，在莞邑地区，凉茶文化与脑病防治逐渐融合。莞邑医家将清热祛湿的凉茶配方改良用于脑病的预防，如“夏枯草决明饮”用于高血压头痛，“鸡骨草葛根汤”用于解酒毒所致的眩晕。岭南人喜欢将中药加入汤、粥或菜肴中，体现了中医“药食同源”的思想。

（五）岭南医家对中医脑病的传承与发展

1. 邓铁涛国医大师的学术思想与贡献

邓铁涛国医大师是岭南医学的杰出代表，他以“五脏相关论”为指导，开创了中医脑病治疗的新篇章，在治疗重症肌无力（“调脾治痿”）和帕金森综合征（“平肝熄风治颤”）等方面，取得显著的成效。邓铁涛认为，眩晕的病因病机可分为外感和内伤两个方面，而临床上以内伤为主。肝阳上亢、肾精不足、气血亏虚、痰瘀内阻是常见的病因，病位在头颅、脑髓，与肝、脾、肾三脏密切相关。他的这一理论，为中医治疗眩晕提供了更加全面和深入的思路。

2. 何炎燊名老中医的临证思想与特色

东莞市名老中医何炎燊，字文燊，广东省东莞市人，著名中医学家，岭南中医温病学派重要传承人。幼年家贫，自学中医典籍，后拜东莞名医李翼农为师，系统学习中医理论及临床实践。1940 年起在东莞行医，1958 年东莞县中医院（现东莞市中医院）成立后，在东莞市中医院从事临床医疗工作，历任主任医师、副院长等职。他自学中医，从医数十载，苦心钻研伤寒、温病，形成了独特的岭南内科临证思想。何炎燊老先生承袭清代叶天士、吴鞠通温病学说之精髓，结合岭南气候湿热特点，提出“湿热并重，气机阻滞”为岭南温病核心病机。主张治疗以轻清透解为主，避免过用苦寒伤阳，创制“清暑益气汤”加减方，灵活运用三仁汤、甘露消毒丹等方剂。关于温病学派，何老亦有独特见解，他突破传统“寒温对立”的观念，提出“六经为纲，卫气营血为目”的辨证体系。他善用伤寒方治疗温病，如白虎汤合小柴胡汤治疗高热，四逆散加减治疗湿热郁阻之证，体现了“寒温统一”的思想。有学报统计研究显示，1987~2001 年，何老诊治温病患者 4 278 例，总有效率高达 92.6%。他结合岭南独特的气候特点，认为大多数脑病的病因病机主要分为阴虚阳亢、内风升动与痰热蕴结及化火上攻三类。

针对岭南乙型病毒性肝炎（以下简称“乙肝”）高发，他提出“湿热瘀毒”病机理论，创立“解毒化瘀方”（含叶下珠、虎杖、丹参等），结合西医检测指标调整用药，临床显著降低转氨酶水平及乙肝病毒载量。据数据统计显示，在1995年临床研究中，其乙肝治疗方案3年累计应答率达68.5%。针对小儿疾病，他结合“稚阴稚阳，易虚易实”小儿体质理论，创立“健儿散”（含太子参、茯苓、炒白术等）调理脾肺，防治反复呼吸道感染。同时，他善用引火归元法治疗小儿长期低热。

何老在治疗脑病时，充分考虑岭南地区温暖湿润、多温病的气候特点，既尊崇张仲景的经典理论，又遵循叶天士的观点，寒温并用。他认为岭南脑病多由湿热内蕴、痰瘀阻络所致，且脑病应分阶段动态辨证，急性期当以“清热化痰、通络开窍”为主，侧重祛邪；恢复期转为“益气养阴、活血通络”，重视扶正；后遗症期则强调“补肾填髓、调和气血”，改善神经功能。何老认为，临床所见，闭证多而脱证少，初起即出现脱证者更少。常见脱证，实乃闭证发展之最后阶段，内闭至极，乃急转而为外脱。此为“重阳必阴”之理也。因此，对于中风急性期患者，由于中风急性期常伴“痰热腑实”，因此，他提出“通腑泄热、涤痰开窍”法，善用大黄、胆南星、石菖蒲等药物，配合安宫牛黄丸急救，降低脑水肿发生风险。此外，他还重视“肝风内动”与“脾虚生痰”的关联，强调肝阳化风与脾虚痰浊互为因果，治疗眩晕、头痛时，以“平肝潜阳”配合“健脾祛湿”，如天麻钩藤饮合半夏白术天麻汤化裁，兼顾熄风与化痰。

对于经久不愈之脑病，他善用地龙与引经药，常用地龙、全蝎、水蛭等虫类药破血通络，配合川芎、葛根引药上行，增强脑部血供。他主张虫类药“用量宜轻，久服需佐扶正”。在用药上，他注重选用适合岭南气候和人们体质的药物，以达到更好的治疗效果。他的学术思想和临床经验，为岭南地区中医脑病的治疗提供了宝贵的借鉴。

3. 宁为民名老中医的临证思想与特色

宁为民教授是广州中医药大学教授、主任医师，广东省名中医，广东省优秀中医人才，全国第三批老中医药专家学术经验继承人，现任广州中医药大学东莞医院（东莞市中医院）脑病科学科带头人及副院长，在医院的学科建设与临床诊疗工作中发挥着关键作用。

她从医 30 余载，长期从事脑病科工作，十分注重发挥中医优势，积极运用中西医结合治疗急慢性脑血管、眩晕、癫痫等疾病，均取得显著疗效，对诸多疾病的治疗有独特心得与见解。对于慢性偏头痛，宁为民教授认为，慢性偏头痛部位为肝胆经循行之处，与肝的关系密切；伏邪为其病因，痰瘀为其病理要素，治疗应通过外祛风邪，内化痰瘀，以使经络畅达。因此，她开创“开郁透邪方”，用于治疗慢性偏头痛。此外，她基于多年临床实践，总结出开郁透邪方联合针刺治疗慢性偏头痛的经验，辨证施治，配伍得当，针药结合，疗效显著，为临床治疗慢性偏头痛提供了全新借鉴。

宁教授对眩晕的治疗有着丰富的临床经验及独特见解，提出“痰瘀致眩晕”的病机，倡导“痰瘀同治，脾肾并补”的治疗理念，并注重调理情志，使“药物与精神同治”，认为精神护理可以调节五脏生理功能，保持内环境的平衡稳定，使受损机体能得到更好的恢复和休养。宁教授经过多年临床探索，结合古籍文献、现代临床研究及多年临证经验，发现现代人嗜食肥甘厚腻而缺少运动，又兼作息规律紊乱，伤及于脾，则脾阳不振，健运失司，水谷不化，尤其岭南地区气候温暖潮湿，外湿之邪侵犯机体，气机不畅，故致湿浊内生，积聚成痰，痰阻经络，上扰清窍而发为“痰”型眩晕。基于此，她提出眩晕治疗应遵循“天人合一”的理念，重视地域、气候特点及患者体质因素等，当以健脾化痰、息风通络为法。

在方剂传承与创新方面，宁教授造诣颇深，她联合东莞市中医院多位名老中医研制出“天麻健脑颗粒”，对于风痰上扰型眩晕，疗效甚佳。此外，她注重日常生活中的体质保养，主张患者心宽、腿勤且多用脑，适当参加户外活动，建议家属对患者进行情志疏导。而对于瘀血阻滞型眩晕，宁教授喜重用丹参，常言丹参能破宿血、补新血，且可益气养血、养心安神，为治疗脑病必备之良药。在临床上，她善用半夏白术天麻汤加丹参、川芎、牛膝等活血药，治疗痰瘀互结型眩晕，治疗效果显著。对于危重症患者，她主张实行早期康复针灸介入干预，配合宣通三焦、风痰同治、育阴潜阳等方法，有效降低了致死率、致残率。

回溯往昔，悠悠千年探索征途，中医脑病学宛如一颗在历史长河中熠熠生辉的明珠，见证着中医理论这颗种子从萌芽到繁茂的伟大蜕变。从古老岁月里，先民们于蒙昧中摸索，敏锐察觉自然草木与人体病证之间的微妙联系，凭借以草木驱瘴的生存智慧，迈出中医脑病学探索的蹒跚第一步；到诸子百家思想争鸣之际，"天人合一"理念如同一盏明灯，悄然为中医脑病学的发展照亮了方向。自此，中医脑病学在传统哲学与实践经验的双重滋养下，开启了漫长且波澜壮阔的发展之路。每一个历史阶段，都承载着无数医家的心血与智慧，他们不断观察、总结、创新，使得中医脑病理论体系逐步完善，治疗手段日益丰富，生动诠释着中医理论的蓬勃生命力与持续创新力。

第二章　中风

一、概　　述

“中风”一词最早可见于《黄帝内经》的《素问·风论》“饮酒中风，则为漏风。入房汗出中风，则为内风。新沐中风，则为首风。久风入中，则为肠风飧泄”。但这里所描述的中风是指外受风邪，针对病因而言，与现代的中风病有着根本的区别。目前临床所说的中风，主要是指脑梗死或脑出血，其主要表现为“口眼歪斜，言语不利，突然昏仆，人事不知，半身不遂”。更类似于“大厥”“薄厥”“煎厥”“偏枯”等散见于《黄帝内经》各篇的疾病描述，只是缺乏系统总结，如《素问·调经论》云“血之与气，并走于上，则为大厥”。还有《素问·生气通天论》云“……使人煎厥。目盲不可以视，耳闭不可以听……大怒则形气绝，而血菀于上，使人薄厥。”以上记载均属于中风病的范畴。

可以说，中医对于中风的认识，经历了很长时间的发展历程。汉代张仲景在《金匮要略》中对中风的描述为“夫风之为病，当半身不遂，或但臂不遂者”。这里对中风的描述继承了《黄帝内经》的观点，同样是外受风邪，而真正将中风作为病名划分出来的是隋代巢元方的《诸病源候论》，该书还将其分为“中风、风癔、风偏枯、风口喎、风痒”五类证候名称，但其范畴远比现代医学的中风病要大。元代王履明确将中风划分为真中风、类中风，认为真中风者因为风邪外袭而发病，类中风者因为火与气、湿相互作用而发病。而明代张景岳在其著作中强调“中风非风”的观点，明确提出中风病非外感风邪所致。“卒中”一词明确提出自明代楼英的《医学纲目》，该书还系统描述了其临床表现。自此，中风病的定义基本明确，后世则不断丰富完善其内容。

二、病因病机

中医对于中风病因病机的认识可大致分为两个阶段。唐宋以前，中风以外风立论，强调“内虚邪中”的重要性。唐宋以后，特别是金元两朝医家，将源于《黄帝内经》的外风学说进行扬弃，认为中风发病的关键从外邪侵袭逐渐转变为内因作用，认为内因在中风病的发病中起着主导作用。现代中医对于中风病的发病认识，普遍认为在气血内虚的基础上，遇有劳倦内伤、忧思恼怒及饮食不节等诱因，引起脏腑阴阳失调，气血逆乱，直冲犯脑，导致脑脉痹阻或血溢脑脉之外，临床上以突然昏仆、半身不遂、口舌歪斜、语言謇涩或不语、偏身麻木为主症，具有起病急、病情变化快的特点，是多发于中老年的一种常见病。

东莞市中医院广东省名中医宁为民则强调“外风引动内风”及“三焦气化不利”的中风病机，将外因与内因放在同等重要的位置，外风袭表，循经络入脏腑或直中脏腑，邪气与肝木合，一是增强肝气的升发之力；二是损伤肺脏，肺失宣降，最终导致肝阳上亢，气血逆乱。气血不足，濡养不够，则产生眩晕、一过性手足无力等中风先兆或中经络症状。肝肺失和还能影响脾胃气机，使水液代谢发生障碍，内生痰浊，脾虚气血化生不足，加重脑络失养。肺失肃降，肝失疏泄，脾失健运，则肾失开阖，三焦不通，气血津液代谢异常，引动内风，使肝阳暴亢；二风相煽，痰瘀直攻脑窍，随即风、痰、瘀胶着，郁热化火，四邪相互搏结，充斥脑络，蓄积于脑，蒙蔽脑窍，使脑络闭塞，神明失用，内外表里俱实，最终引起三焦气化功能的失常。

三焦气化失常是中风发病中的重要病机。三焦气化畅通的重要性在华佗《中藏经》中早有描述，如“三焦者，人之三元之气也，号曰中清之府，总领五脏六腑、营卫、经络、内外、左右、上下之气也。三焦通，则内外左右上下皆通也，其于周身灌体，和内调外，营左养右，导上宣下，莫大于此也”。因此，保持三焦气化功能的正常运行是人体生命活动的基础。而内伤积损、情志过极、饮食不节、内虚邪中等，均会影响三焦气化功能的实现，或三焦气化不畅，或三焦壅塞，或三焦气脱，或三焦气化无力，继而阻碍机体气机正常的升降出入，最终导致气机逆乱，血液妄行，上冲于脑而发病。头为“诸阳之会”“清阳之府”，五脏之精血，六腑之清气，皆上注于脑。若年老体衰，积劳内伤，情志过极，饮食不节，劳欲过度，致使机体阴阳失调，气血逆乱，脑脉瘀阻不畅，脑失濡养而形成本病，或阴亏于下，肝阳暴张，阳化风动，血随气逆，夹火夹痰，横窜经络，蒙蔽清窍，血不循脑脉，反溢于脉外，则形成本病之危重证候。

三、辨证论治

中风辨证论治原则主要包括两点。①病类诊断。辨是中经络还是中脏腑，中经络为中风病无意识障碍者，中脏腑为中风病有意识障碍者，中脏腑者需辨闭证和脱证。闭证者为邪闭于内，多为实证，症见神志昏蒙，牙关紧闭，肢体强痉。脱证者为阳脱于外，多为虚证，症见昏愦不语，目合口张，肢体松懈，手撒遗尿，鼻鼾息微，汗多肢冷。中脏腑闭证者需辨阳闭和阴闭。阳闭者兼见面赤身热，口臭气粗，燥扰不宁，舌红苔黄腻，脉弦滑数。阴闭者兼见面白唇暗，四肢不温，静卧不烦，痰涎壅盛，舌淡苔黄腻，脉沉滑或缓。辨顺势与逆势，中风急性期中脏腑者有顺势和逆势之象。起病即中脏腑，或突然神昏、四肢抽搐不已，或背腹骤然灼热而四肢发凉，甚至手足厥逆，或见戴阳与呕血，均属逆象，提示病情危重，预后不良。若神志转清，病情由中脏腑向中经络转化，病势为顺，则预后多好。②分期诊断。急性期为发病 2 周以内，神昏者可延长至 4 周。恢复期为发病 2 周至 6 个月。后遗症期为发病 6 个月后。

（一）中经络

1. 风阳上扰

【症状】起病急，头痛眩晕，面红目赤，口苦咽干，心烦易怒，尿赤便干。舌红或红绛，舌苔黄，脉弦有力。

【治法】平肝熄风，清热泻火。

【方药】天麻钩藤饮。天麻 15g，钩藤 15g，生石决明 30g（先煎），怀牛膝 15g，黄芩 10g，山栀子 10g，益母草 15g。

头晕头痛明显者，加菊花、桑叶；心烦易怒，风阳化火者，加牡丹皮、白芍、夜交藤。

2. 风痰阻络

【症状】起病急，头晕目眩，痰多而黏，舌质暗淡，舌苔薄白或白腻，脉弦滑。

【治法】熄风化痰通络。

【方药】天麻健脑饮。法半夏 15g，茯苓 15g，白术 15g，天麻 10g，石菖蒲 10g，橘红 10g，香附 10g，丹参 15g，甘草 5g。

若痰浊比较明显，可加胆南星、竹茹。

3. 痰热腑实

【症状】起病急，腹胀，便干便秘，头痛目眩，咳痰或痰多，舌红，苔黄腻，脉弦滑或偏瘫侧脉弦滑而大。

【治法】化痰通腑。

【方药】星蒌承气汤。瓜蒌30g，天南星6g，大黄10g（后下），芒硝10g（冲服），黄芩10g，栀子10g，甘草5g。

年老体弱者，大黄、芒硝减量，或改加生地黄10g，麦冬15g，玄参10g。

4. 阴虚风动

【症状】眩晕耳鸣，手足心热，咽干口燥，舌质红而体瘦，少苔或无苔，脉弦细数。

【治法】育阴，熄风，通络。

【方药】育阴通络汤或镇肝熄风汤。天冬12g，白芍15g，龙骨30g（先煎），牡蛎30g（先煎），代赭石30g（先煎），龟甲20g（先煎），玄参15g，怀牛膝15g，川楝子12g，茵陈18g，麦芽15g。

夹痰热者，加竹茹、天竺黄、贝母；心烦失眠者，加黄芩、山栀子、郁金、夜交藤。

5. 气虚血瘀

【症状】起病急，面色㿠白，体倦乏力，口角流涎，自汗出，心悸，便溏，手足肿胀，舌质暗淡，苔薄白或白腻，脉沉细或细缓。

【治法】益气活血。

【方药】补阳还五汤。黄芪30~45g，当归15g，桃仁15g，红花5g，川芎10g，赤芍10g，地龙10g。

气虚明显者，加党参、太子参；言语不利者，加远志、石菖蒲；小便失禁者，加桑螵蛸、益智仁。

（二）中脏腑

1. 痰热内闭

【症状】起病急，神昏或昏愦，鼻鼾痰鸣，肢体强痉拘急，项背身热，躁扰不宁，甚至手足厥冷，频繁抽搐，舌质红或红绛，苔黄腻或干腻，脉弦滑数。

【治法】清热化痰，醒神开窍。

【方药】通圣方。防风15g，大黄5g（后下），栀子10g，天竺黄（人工）

10g，姜厚朴 10g，虎杖 5g，赤芍 15g，体外培育牛黄 0.3g（加入汤剂中冲服）。

痰多者，加胆南星、芦根；热甚者，加黄芩、山栀子；烦躁者，加夜交藤、莲子心。

2. 痰蒙清窍

【症状】起病急，神昏，痰鸣辘辘，面白唇暗，静卧不烦，二便自遗，或周身湿冷，舌质暗紫，苔白腻，脉沉滑或沉缓。

【治法】温阳化痰，醒神开窍。

【方药】涤痰汤。法半夏 15g，枳实 10g，茯苓 15g，陈皮 15g，竹茹 15g，天竺黄 15g，石菖蒲 10g，远志 10g，丹参 10g，天南星 5g。

寒象明显者，加桂枝；脉细无力者，加人参、党参；兼风象者，加天麻、钩藤。

3. 元气败脱

【症状】起病急，昏聩不知，目合口开，肢体松懈，瘫软不温，二便自遗，舌体蜷缩，舌质紫暗，苔白腻，脉微欲绝。

【治法】扶固正气，回阳固脱。

【方药】参附汤。生晒参 15g，附子 10g（先煎），黄芪 30g，山茱萸 10g，甘草 5g。

汗出不止者，加龙骨、牡蛎、五味子；兼瘀象者，加丹参、赤芍、当归。

（三）恢复期、后遗症期

1. 痰瘀阻络

【症状】口眼㖞斜，舌强语謇或失语，半身不遂，肢体麻木，痰多而黏，舌质暗淡或暗紫，苔白腻或滑腻，脉弦滑。

【治法】化痰通络。

【方药】解语丹加减。天麻 15g，天胆星 5g，天竺黄 10g，半夏 10g，陈皮 10g，地龙 10g，僵蚕 10g，全蝎 5g，远志 10g，菖蒲 10g，鸡血藤 15g，丹参 10g。

痰热偏盛者，加全瓜蒌、竹茹、川贝母；兼肝阳上亢者，加钩藤、石决明、夏枯草；兼咽干口燥者，加天花粉、麦冬；兼腹胀、便秘、头痛目眩者，加桃仁、瓜蒌、大黄、芒硝、黄芩及栀子。

2. 阴虚风动

【症状】眩晕耳鸣，手足心热，咽干口燥，舌质红而体瘦，少苔或无苔，脉弦细数。

【治法】育阴，熄风，通络。

【方药】育阴通络汤或镇肝熄风汤。天冬 12g，白芍 15g，龙骨 30g（先煎），牡蛎 30g（先煎），代赭石 30g（先煎），龟甲 20g（先煎），玄参 15g，怀牛膝 15g，川楝子 12g，茵陈 18g，麦芽 15g。

夹痰热者，加竹茹、天竺黄、贝母；心烦失眠者，加黄芩、山栀子、郁金、夜交藤。

3. 气虚血瘀

【症状】肢体偏枯不用，肢软乏力，自汗出，面色萎黄或㿠白，舌质淡紫或有瘀斑，苔薄白或白腻，脉细涩或细弱。

【治法】益气活血。

【方药】补阳还五汤加减。黄芪 30g，当归 10g，桃仁 15g，牛膝 15g，川芎 10g，赤芍 10g，地龙 10g。

血虚者，加枸杞、首乌；肢冷者，加桂枝；腰膝酸软者，加川续断、桑寄生、杜仲。

（四）辨常见变证

1. 呃逆　呃声短促、不连续，神昏烦躁，舌质红或红绛，苔黄燥或少苔，脉细数者，可用人参粳米汤加减，如西洋参、粳米等。

呃声洪亮有力，口臭烦躁，甚至神昏谵语，便秘尿赤，腹胀，舌红，苔黄燥，起芒刺，脉滑数或弦滑而大者，选用大承气汤加减。生大黄后下，芒硝冲服，厚朴、枳实、沉香粉冲服等。烦热症状减轻，但仍呃声频频者，可予平逆止呃汤治疗，如炒刀豆、青皮、枳壳、旋覆花（包煎）、制半夏、枇杷叶、莱菔子、鲜姜等。

2. 呕血　呕血，神识迷蒙，面红目赤，烦躁不安，便干尿赤，舌质红，苔薄黄，或少苔、无苔，脉弦数者，可予犀角地黄汤加减，如水牛角（先煎）、生地黄、赤芍、牡丹皮等，或用云南白药或三七粉、生大黄粉等鼻饲。

3. 痴呆　中风后，可因元神受损而并发智能缺损，或神呆不慧、言辞颠倒等中风神呆表现，可参考痴呆病部分中医诊疗方案。

4. 痫病　中风后，可因风阳内动而出现发作性抽搐、双目上视等痫证症状，可予白金定痫片 6 片口服，每日 3 次。

四、医案解要

（一）宁为民医案

钟某，女，87岁，2022年1月19日入院。

【病史】主诉：意识模糊、左侧肢体无力3小时。现病史：患者3h前被家属发现意识模糊、左侧肢体无力，伴喉中痰鸣，口角歪斜，遂送至我院。

【刻下症】嗜睡，呼之可应，对答不切题，左侧肢体无力，言语不利，口角歪斜，咳嗽，咳黄痰，喉中痰鸣，鼻翼扇动。家属代诉患者1周前有感冒史。既往史：高脂血症、颈动脉硬化。

【辅助检查】查体：BP 172/105mmHg，体型肥胖。咽充血（+），双侧扁桃体Ⅱ度肿大。双肺听诊呼吸音粗。舌红，苔黄厚腻，舌底络脉紫暗曲张，脉滑数。神经系统查体：GCS评分11分；NIHSS评分10分；mRS评分4分。嗜睡状，双眼向右凝视，运动性失语，左侧鼻唇沟变浅，左侧肢体肌力Ⅲ级，右侧肢体肌力Ⅴ级。辅助检查：白细胞计数12.50×10^9/L，中性粒细胞百分比81.50%，全血C反应蛋白25.35mg/L。心电图示窦性心律，头颅CT检查未见出血。颅脑MRI+DWI+MRA检查示：右侧额叶、岛叶大面积脑梗死，右侧大脑中动脉重度狭窄。

【诊断】

西医诊断：①大面积脑梗死（急性，右侧额叶、岛叶大面积脑梗死）；②右侧大脑中动脉重度狭窄；③高脂血症。

中医诊断：中风——中脏腑，证属三焦壅塞，表里俱实。

【治法】驱风逐邪，泄浊去闭，表里双解。

治则：宣通三焦，表里双解。

处方：防风15g，大黄10g，厚朴10g，栀子10g，赤芍10g，虎杖15g，天竺黄15g，体外培育牛黄0.3g（冲服）。共3剂，日1剂，分早晚2次温服。

西医治疗：血管内介入手术治疗（动脉溶栓术）及术后常规治疗。

【随诊】1月23日查房，患者嗜睡，呼之可应，言语不利，左侧肢体肌力恢复，咳嗽，咳黄痰。舌红，苔黄厚稍腻，舌底络脉紫暗曲张，脉滑稍数。查体：双眼部分向右凝视。左侧肢体肌力Ⅲ级。余查体基本同前。予维持上方治疗，共3剂，日1剂，分早晚2次温服。

1月26日查房，患者精神可，神清，对答切题正确，左侧肢体无力、言语不利好转，咳痰减少，无咳嗽，舌红，苔黄厚，舌底络脉紫暗，脉滑。查体：NIHSS评分3分，mRS评分2分，凝视（–），部分运动性失语，左侧鼻唇沟稍浅，左侧肢体肌力Ⅳ级。因患者家属要求出院，予原方7剂出院带药治疗。嘱避风寒，注意保暖，定期专科门诊复查。

2月2日电话随访，患者精神可，神清，左侧肢体无力较出院时好转，外物辅助下可站立及行走小段距离，日常生活基本自理，言语尚流畅，余无不适。

【按】中医对中风的认识，基本离不开外风或内风，然而中风病机错综复杂，内风与外风关系密切，故在诊治中风病的过程中，应注重内风与外风之间的相互关系。外风为外感六淫，侵袭人体后多有表证，又因风中经络，后入脏腑，故在外风引动内风致病前，患者多伴有恶寒发热、鼻塞流涕等表证及手足无力、口角歪斜等中经络症状；发病时，因内外风相煽，故除神志昏迷、不省人事、半身不遂等中脏腑症状外，患者多有表证和喉中痰鸣、痰多、气急气粗等外风入里伤肺的表现。病程发展中，因其易感外风，故亦常见新发或上述肺系症状加重。

患者为老年女性，急性发病，明确新发神经功能缺损症状，结合辅助检查，大面积脑梗死的诊断明确。患者发病前有外感病史，入院症见嗜睡，咳嗽，咳黄痰、量多，喉中痰鸣，鼻翼扇动，舌红，苔黄厚腻，舌底络脉紫暗曲张，脉滑数，辅助检查血常规提示感染的可能。四诊合参，中医辨病辨证为中风——中脏腑（风火相煽，痰瘀胶着，表里俱实）。患者体形肥胖，既往有高脂血症、颈动脉硬化病史，体内素有痰瘀等内风基础；发病前不慎遭受外风侵袭，引动内风，痰瘀等病邪上冲，蒙蔽头面脑窍，故见嗜睡、肢体无力、口角歪斜、言语謇涩。咳嗽，咳大量黄痰，喉中痰鸣，为风邪入里化热，痰热互结之象。综上，宁教授以“驱风逐邪，泄浊去闭，表里双解”为治法，拟通圣方以解除内外风相煽的病理状态。经治疗，患者神志模糊、肢体无力、咳嗽咳痰等症状持续好转，说明治疗对证，表邪得逐，里邪得清，达到“表里双解”的效果。

通圣方具有“祛风宣肺，熄火通腑，化痰祛瘀”的作用，方中防风祛风宣肺，解表逐邪以祛外风；大黄破瘀通腑以助六腑气机通畅，导热外出以清内风，二者为君药。臣以天竺黄、体外培育牛黄清热化痰，醒脑开窍，平肝熄风；栀子清三焦火热。佐以虎杖清肺化痰以助肺气宣发，通腑以条达气机；赤芍清热活血祛瘀，厚朴理气通腑。如此配伍，可驱风逐邪以祛外风，平肝、熄火、化痰、祛瘀四法兼用以泄浊（肝风、火、痰、瘀）去闭清内风，达“迅折风火上腾之威”，阻内外风相煽之效。

（二）何炎燊医案

医案1

【病史】刘某，61岁。平素血压偏高，1970年秋日晚膳之际，突然昏仆，急请西医出诊，用降压药及镇静药后，嘱其迅速入院。家人不愿，翌晨请何老往视。

【刻下症】患者偃卧神昏，发热（38.6℃），息鼾痰鸣，呼之若有反应，口噤，撬视之，舌歪，舌质绛，苔黄腻浊；与之水，尚能吞咽，半从口角外流；推之，左肢能伸屈，而右侧若废。血压180/110mmHg，脉数（102次/分），左脉弦，右脉滑大。

【诊断】中风——中脏腑，风火夹痰。

【治法】潜阳熄风，涤痰开窍。

处方：石膏30g，滑石30g，寒水石30g，磁石30g，牡蛎30g，石决明30g，羚羊角4.5g（另煎），钩藤15g，川贝母9g，秦皮15g，草决明18g，蒺藜18g，冲竹沥1盅，姜汁少许，和至宝丹1丸，少量频灌。

【随诊】二诊：体温降至37.5℃，血压172/110mmHg，面赤稍减，神识略清。前方加石菖蒲、天竺黄各9g。

三诊：热退（36.9℃），血压170/102mmHg，神识渐清，闻言会意，脉数减（86次/分），舌绛转红，舌苔仍腻浊，壮火渐戢，痰浊未清，转方以涤痰为主，清火熄风为次。

处方：半夏12g，茯苓15g，竹茹18g，橘红6g，枳实9g，胆星9g，竺黄9g，川贝母9g，羚羊角3g（另煎），钩藤15g，石决明30g，石菖蒲9g，冲竹沥1盅，姜汁少许，和猴枣牛黄散1瓶（连用4日）。

七诊：神识颇清，能自诉头痛目眩，耳中鸣响。但言语謇涩，入暮神烦，睡则息鼾，时有呻吟太息。舌苔退薄八九，舌质干红，右脉颇敛，左脉弦劲，血压未续降（172/102mmHg），风火之势渐平，痰浊胶结，仍恐余烬未息，拟滋下清上，标本同治之法。

处方：龟甲30g，牡蛎30g，石决明30g，阿胶15g，白芍18g，川贝母9g，竹茹 15g，竹叶卷心 20 条，生地黄 24g，麦冬 15g，桑叶 12g，菊花 12g。

此后悉本此法加减，或增二至以益肝肾，或合沙参、石斛以养胃阴。便秘则加郁李仁、麻子仁，心烦则加黄连、朱砂，不杂一味温燥。调理半个月，寝食均好，头目渐清，唯口歪未正，语言不利，右半身不遂依然。脉缓（68 次 / 分），左手仍弦，舌质淡红，血压缓慢下降至 150~160/96~100mmHg。拟峻补肝肾，养血活络，仿地黄饮子意。

处方：熟地黄 24g，山茱萸 12g，巴戟天 12g，肉苁蓉 15g，麦冬 15g，何首乌 15g，玉竹 24g，五味子 6g，远志 9g，石菖蒲 9g，牛膝 12g，当归 15g，鸡血藤 15g，地龙 6g。

此方服至 25 剂，口舌之歪斜者转正，神识清朗，言语如常，右足能着地，唯行走不便，右上肢仍酸软不举。前方去石菖蒲、远志、五味子，加黄芪 60g，桑寄生 15g，隔日 1 剂。又过了 3 个月，肢体完全恢复正常，唯右手握物无力，嘱其常用黄芪、黑豆、桑寄生、大枣代茶，逾年竟能手持刀斧，重操旧业。

【按】黄芪、黑豆、桑寄生、大枣，药仅四味，却有益气养血，补肝肾之功，甘润可口。脑卒中者恢复期用之代茶，颇有实效。

医案 2

【病史】蔡某，男，39 岁。1994 年春患脑卒中重病，入公立医院救治，转危为安。出院后，有后遗症，医院谓其康复不易。患者辗转于香港、深圳等地求医，运用中西药物、针灸、推拿等法，治疗 1 年，毫无进展，自以为终身残疾矣。

1995 年 3 月 28 日来莞就医。

【刻下症】其人形体修硕，面色苍黑，双目斜视，闭不合拢，口歪流涎，言语謇滞，发音不清。自觉右侧自头颈至肩臂，如有绳索捆绑，活动障碍，肘不能抬，指不能握。右下肢拘痛，行动艰难。左侧肢体尚可，但酸软无力。腰酸梦泄，头晕耳鸣，幸好眠食尚可，二便正常。脉细，左弦，右缓弱，舌质黯红不华、边有紫斑。

【诊断】中风后遗症，证属气虚血瘀，阳不流行，肝肾亏损。

【治法】益气，活血，通络。

先予补阳还五汤加减。处方：黄芪 120g，当归 20g，川芎 25g，赤芍 25g，地龙 20g，桃仁 20g，鸡血藤 30g，三七 10g，地鳖虫 15g，牛膝 15g（即王清任原方，去红花之攻破，易以三七、鸡血藤活血中带补性，又加地鳖虫、牛膝之通络也）。

以此方为基础，随症加减：如偶感风寒，则加桂枝、防风；遇天气转变，关节酸疼如风湿发作，则加独活、桑寄生、秦艽；如饮食失节，中焦湿困，则加苍术、白术、陈皮。

【随诊】初服30剂，病无进退，至40剂后，右上肢绳索捆绑感稍松，能举臂。手能握物，但不稳而易掉。服至60剂后，口歪稍正。于方中加入杜仲、巴戟天、山茱萸等补肝肾之品。服至百剂以上，右半身已舒展七八，闭目合拢，口歪续正，唯语言不流利，足痿无力，仍腰酸头晕、耳鸣，脉弦象减，三部脉皆细缓，舌紫斑未退（此紫斑病愈至今不退），转用刘河间地黄饮子治其下焦。

处方：熟地黄45g，山茱萸25g，巴戟天25g，肉苁蓉25g，茯苓25g，附子20g，肉桂5g，远志15g，石菖蒲15g，五味子10g，牛膝15g，杜仲20g，鹿角胶25g（烊化），菟丝子20g，黄芪60g（此刘河间原方，去麦冬、石斛之凉，加鹿角胶、杜仲、牛膝、菟丝子峻补下焦精血，仍佐黄芪益气也）。

患者恪守此方，疗效日显，服至35剂后，觉口干、咽燥、夜烦，乃去附子、肉桂，仍用原方之麦冬、石斛，再加龟甲潜阳。夏秋天雨地湿，中焦困顿，便减熟地黄、山茱萸、肉苁蓉之量，加党参、白术、春砂仁以健脾。服至120剂，右臂能举至头，手指握物颇牢，双足亦渐有力，能不扶杖徒步行二三里，言语渐清，头晕、耳鸣渐止。何老询知患者善游，乃嘱其每日在别人的监护下，于浅水中游泳半小时，以锻炼身体。之后仍间歇服药不辍。1996年年底，再往原住之医院复查而隐瞒服食中药的情况。经治医生愕然，谓几年来所治脑卒中有后遗症者，此例恢复最好，视为“奇迹”。1997年春，患者已能从事轻劳动，已服药400余剂矣。仍嘱其间断服用下方，以培补先后天。

处方：黄芪60g，党参30g，白术25g，茯苓20g，炙甘草7g，陈皮7g，熟地黄30g，当归25g，白芍25g，山茱萸20g，枸杞子20g，杜仲20g，牛膝15g。

1997年5月，患者已恢复全日工作。

【按】此例脑卒中瘫痪大症，群医束手，患者绝望，而能恢复健康，并所谓创造“奇迹”者。其实，所用之方药，乃古往今来常用之大法，并无奇术。其一，乃王清任所言：“人身十分元气，若亏五成，则不能周流全身，只能行于左不能行于右，或只能行于上，而不能行于下，于是半身不遂。”故创立补阳还五汤以补气祛瘀通络。此例之口眼㖞斜，半身如绊，正是此方之适应证。然而瘫痪之症，亦有如金代刘河间所云，“舌喑不能言，足废不能行，乃少阴气厥不至”，此例则兼见下焦肝肾精血亏损之症，故继用地黄饮子峻补收功。至于方药之加减化裁，在于临床斟酌，案中已详言之矣。

凡是顽残痼疾，非旦夕可愈，此例初服补阳还五汤30剂而毫无动静。若此时，医者心生疑惑，以为药不对证而改弦易辙，患者丧失信心而乞求其他，则此病终无愈期。

医案3

【病史】黄某，男，56岁。患者有3年高血压病史，平日未加注意，一直没有服用降压药。2005年4月15日上午突然自觉四肢麻木，随即昏迷，半身不遂。家人即送其至某医院治疗，经脑部CT检查确诊为脑出血（右侧基底节出血）。发病后3小时，即进行手术钻孔，右基底节血肿引流，吸氧，抗感染，脱水，降压等治疗。手术后神识渐清，右侧肢体可活动，左侧肢体不遂。2005年6月29日再次来诊。其人面色潮红，神志尚清，能回答医生提问，反应较快，但言语謇涩，自诉眩晕，烦躁易怒，胃纳正常，大便干结，每日1次，寐差。左上肢不能握物和抬高，左肘关节屈伸不利，左下肢瘫软，卧床时不能摆动和抬高。舌绛无苔，呈镜面舌，脉弦劲数。

【辅助检查】2005年4月28日行脑部CT扫描检查提示，①右侧基底节区血肿，破入脑室系统引流术后，血肿较术前缩小，脑室积血减少。②蛛网膜出血大部分吸收。③左侧额叶白质脑梗死（陈旧性及腔隙性）。2005年4月28日血脂检查示：甘油三酯3.20mmol/L，其余正常。

【诊断】中风后遗症。

患者平日生意繁忙，熬夜应酬不断，日啖肥甘厚味，且嗜烟酒，以致肾阴亏虚，水不涵木，肝阳暴张，风火相煽，血随气逆，上冲犯脑。目下，脑卒中险浪已过，但肾阴亏虚之本未变，肝阳偏亢，肾阴不上荣舌本，则正气亏虚，脉络瘀阻，筋脉肌肉失养。

【治法】育阴潜阳，平肝熄风，行血通络除痰。

处方：川贝母15g，瓜蒌仁15g，丹参15g，三七5g，玄参20g，干地黄20g，麦冬15g，龙骨15g，桑叶15g，丝瓜络15g，生甘草5g，白芍20g。7剂。

【随诊】二诊：大便通畅，眩晕减轻，烦躁稍好转，取平卧体位时左下肢稍能摆动。血压130/80mmHg。脉舌象同前。肝阳鸱张之势稍挫，法当育阴潜阳，益气养血祛瘀。方用桃红四物汤加减（以丹参、三七代桃仁、红花）消而不克。

处方：干地黄 20g，当归 25g，丹参 15g，三七 5g，川贝母 12g，太子参 15g，北沙参 20g，石决明 25g，桑寄生 20g，龙骨 20g，石斛 15g，珍珠母 25g。7 剂。

三诊：眩晕续减，但头痛，余症同前，血压 132/84mmHg。脉舌象同前。此乃肾阴亏虚，肝风未熄。宜滋肾，平肝，熄风，方用羚羊钩藤汤加减。

处方：羚羊骨 12g（先煎），钩藤 15g，地龙 15g，天麻 15g，菊花 15g，干地黄 20g，石斛 15g，川贝母 15g，半夏 12g，玄参 15g，蒺藜 15g，茯苓 20g，麦冬 15g，杜仲 15g，白芍 20g。7 剂。

四诊：头痛减，仍烦躁，平卧时，左下肢能抬高及左右摆动，胃纳正常，左上肢无改善。血压 136/86mmHg。舌绛少苔。此时肝火稍戢，宜滋肾，强筋骨为主，佐以平肝熄风。方用六味地黄丸加减。

处方：干地黄 20g，山药 20g，茯苓 20g，山茱萸 15g，牡丹皮 15g，泽泻 15g，白芍 20g，羚羊骨 15g（先煎），天麻 15g，地龙 15g，牛膝 15g，杜仲 20g，石斛 15g，太子参 20g。7 剂。

五诊：头痛消失，仍眩晕，左下肢疼痛，言语仍謇涩，脉舌象同前，病情好转。仍本前法化裁。

处方：干地黄 20g，山药 20g，茯苓 20g，山茱萸 20g，丹参 15g，三七 5g，羚羊角 9g（另煎），天麻 15g，川贝母 15g，桑寄生 20g，银花藤 25g，地龙 15g，杜仲 20g。5 剂。

六诊：患者能起坐，血压正常，诸恙亦减。乃恪守前法缓治，不求近功。

处方：六味地黄汤滋肾阴，龟甲、石斛、天麻、白芍以潜阳熄风，丹参、三七以活血通络，杜仲、桑寄生以强筋骨，太子参、石斛、玉竹以养胃阴，加减化裁。治之 3 个月，病情日有缓解，患者能起坐而下地扶持步行。脉之弦数，舌之干绛，转为正常舌脉象。此时，始于方中加入黄芪、何首乌等温补气血之品，间歇服用，希能获远期疗效。

【按】中医治疗脑卒中瘫痪之常法，有益气祛瘀之补阳还五汤及补肾温阳之地黄饮子。此例脑卒中后遗症，何老不循常法而取得明显疗效，主要凭借脉弦劲数，舌光绛无苔，自始至终用滋肾阴，平肝阳之法，不用一分温燥祛风及虫类药，而以六味地黄丸为主方，随症加味。最后脉转为虚大，舌上生苔，始于方中酌加益气养血之品，以增强疗效。可知病万变，方药亦万变，不能固执板法。

（三）邓铁涛医案

医案 1

黄某，男，67 岁，中医教师，1968 年 6 月 8 日初诊。

【病史】因左侧半身不遂 7 日入院。患者素有高血压及肺气肿病史。7 日前，早上 4 时许起床小便，突觉左下肢无力而倒地，当时还能爬回床上，顿觉气促，并发现左侧上、下肢活动不灵，当日晚上时或说胡话，连日来神情烦躁激动，服自处之方药数日，5 日前结合针灸治疗，症状改善不大而入院。入院时诊断为"脑血栓形成"，并请会诊。

【刻下症】烦躁多言，对外界反应冷漠，口角向右歪斜，卧床不起，左上、下肢不完全性瘫痪，感觉迟钝，咳嗽有痰、色黄白而稠，7 日来仅 1 次排少量大便，舌质红，苔白润，脉稍弦滑。查体：血压 210/100mmHg，左眼睑稍下垂，口角微向右歪，左鼻唇沟稍浅，有肺气肿征，两肺满布干湿啰音，左侧上、下肢肌力减退，余无其他明显病理体征。

【诊断】中风——中脏腑，肝风内动挟痰。

【治法】平肝熄风，除痰醒窍。

处方：羚羊角骨 30g（先煎），秦艽 25g，枳实 10g，郁李仁 10g，地龙 12g，牛膝 18g，钩藤 15g，天竺黄 10g，法半夏 15g，丹参 15g，牡丹皮 10g。每日 1 剂，另蛇胆川贝末 2 支 1 次服，日服 2 次（同时服用益寿宁，日服 3 次，50% 葡萄糖溶液 40ml 静脉注射，每日 1 次）。

【随诊】治疗 5 日后，口眼㖞斜消失，大便通调，唯仍觉乏力，诉述病情喋喋不休，夜晚自觉畏寒，舌质暗红，苔白润，脉弦滑。上方去秦艽、郁李仁、枳实，以党参 15g，白术 10g，云苓 12g，黄芪 30g，杜仲 12g 等药加减选用。第 11 日精神状态正常，血压 174/102mmHg，唯左上、下肢感觉尚未完全恢复，要求出院。出院时已能步行回家。

【按】邓老认为中风的主要焦点在于其病因病机，也就是本病辨证论治的关键所在。结合其多年的临证体会及历史文献，提出本病的病因病机应以内因为主，内虚为本，加以七情、饮食、劳倦等因素，以致肝风、肝火内动，或湿痰、瘀血内阻，或虚阳浮越而发病。但外风外寒往往亦为本病之诱因。

医案 2

林某，女，64 岁，港澳同胞，1978 年 1 月初诊。

【病史】3 个月前因患脑血栓形成，左侧上、下肢完全瘫痪而入香港某医院治疗，经西医治疗 3 个月稍有效而出院返穗（广州）治疗。

【刻下症】症见左上肢全瘫，左下肢稍能抬高 20~30cm，需人家扶持方能坐稳，生活无法自理。面色潮红，烦躁、易激动，口咽干燥，消瘦，大便结，舌质嫩红，少苔，脉浮弦。查体：左上肢肌力Ⅰ级，左下肢肌力Ⅲ级，左上、下肢肌张力增强，腱反射亢进，血压基本正常。

【诊断】中风——中脏腑，气阴虚兼血瘀。

【治法】补气祛瘀，佐以养肝肾。

处方：黄芪 60g，当归 12g，川芎 6g，赤芍 15g，桃仁 10g，红花 4.5g，地龙 12g，豨莶草 15g，牛膝 15g，桑寄生 30g。

每日 1 剂，留渣复煎，当日服；并嘱其家人每日按摩及被动活动患者患肢 3 次，每次 20~30 分钟。

【随诊】一方到底，仅黄芪逐步增加至 1 剂 150g。治疗 75 日后，已不需家人扶持，可自行站立，借助手杖在户外步行 20 分钟左右，左上肢有所恢复而返香港。返港后继续服上方治疗，2 个月后来信言其下肢功能基本恢复，上肢亦大有好转，但欠灵活，尤其是手指，走路已不用手杖，煮饭、洗衣等一些日常家务基本能自理。去信嘱其黄芪量减半，隔日服 1 剂，再服药 1 个月以巩固疗效。

【按】脑血栓形成属中医中风病范畴，西医对其病理生理改变的认识比较具体，故其辨病更为清楚；而中医对本病的治疗有丰富的经验，故进行中西医结合，辨病与辨证论治相结合，疗效自应比较理想。对于中风病的辨证分型，根据前人的认识与个人的临床体会，邓老认为可分为，①中脏：阳闭证、阴闭证、脱证等证型。②中腑：肝阳亢盛、气虚血瘀、阴亏血瘀等证型。③中经络：风痰阻络、阴亏阳亢等证型。邓老曾治疗本病数十例，并于 1956 年与某医院进行协作时治疗 20 多例，疗效均较满意，偏气虚血瘀的患者的疗效更明显。在中医方药使用方面，邓老比较重视张山雷之《中风斠诠》和王清任之《医林改错》中所提供的经验。张氏重视肝阳夹痰夹火，治用降气化痰，潜镇摄纳诸法，乃治闭证、脱证的通用法则，但是要根据病情，分缓急主次施用。张氏对中风的治疗在清代尤在泾《金匮翼》卒中八法基础上又前进了一大步，值得学习。但张氏略于治瘀，反对补气法，诋毁王清任用四两黄芪治疗半身不遂，故其对瘫废不用之症，认为病延已久，“皆无痊愈之望”。其实补阳还五汤及通窍活血汤加减，对于脑血管意外之后遗症（中腑），疗效比前人的方法有其独到之处。补阳还五汤取效的主要关键，在于重用黄芪60~120g，甚至达到120g以上（此时煎药用水量及煎药时间，必须相应增加，否则不能获得应有的疗效）。通窍活血汤加减用于脑血栓形成，不可用于脑出血，应加以注意。上述两方曾用于各种脑血管意外之后遗症，用之得当，多获良效。

（四）刘茂才医案

肖某，男，58岁，1997年6月9日入院。

【病史】患者于6月6日下午3时30分骑自行车时，突然跌倒在地，神志不清，小便自遗，被人送至肇庆四会市中医院急诊，当时考虑“脑出血”，给予脱水、降血压、防感染等治疗，病情尚平稳，神志未清，于6月9日上午转来东莞市中医院求治。入院后行CT检查示：右外囊区脑出血约75ml，右侧脑室稍受压变形，中线结构向左偏移0.8cm。当时呈嗜睡状态，呼之能应，言语不清，左肢偏瘫，面色潮红，便秘，尿黄。查体：BP 18/11kPa，嗜睡，颈软无抵抗，双眼凝视右侧，双瞳孔等大等圆，直径约3mm，光反射消失，左鼻唇沟变浅，伸舌偏左，左侧肢体肌张力低，肌力0级，左侧肱二头肌、肱三头肌、桡反射、膝反射及踝反射（++），痛刺激有反应，左侧巴氏征阳性。舌质红，苔黄干，脉弦。

6月9日晚急请刘教授会诊，认为患者现在意识障碍，脑血肿量大，压迫侧脑室，内科保守治疗效果不佳，宜中西医结合救治，争取尽快手术，以去骨瓣减压血肿清除术为好，有挽救患者生命的可能。

【诊断】中风——中脏腑，风火上扰清窍。

【治法】清热泻火，平肝熄风。

处方：羚羊骨18g（先煎），钩藤18g，黄芩18g，白芍18g，益母草30g，葛根30g，虎杖15g，丹参20g，石菖蒲12g，海藻18g，瓜蒌仁15g，天竺黄12g。

上药3剂，日1剂，分2次煎汤鼻饲。配合脑脉2号、通腑醒神胶囊鼻饲，予清开灵注射液静脉滴注。

【随诊】术后第二天，患者神志逐渐转清，GCS评分14分，经中西医结合治疗，昨日复查头颅CT示血肿量较前减少，量约14ml。现生命体征平稳，BP 17/11kPa，神志清楚，言语欠清，可进食少许米汤，左侧肢体乏力，大便通畅，舌质红，苔黄，脉仍弦有力。治疗宜加强术后护理，防治各种并发症，进行早期功能康复训练（针灸、神经肌肉治疗）。中药汤剂以平肝熄风，清热通络为法，于上方加川芎 18g，3 剂继服。

6 月 16 日三诊：患者神清，言语欠清，左侧肢体乏力，大便稀，日 4 次，排尿不畅，舌质暗红，苔黄而干，脉弦。现大便通畅，腑气已通，停用通腑醒神胶囊，继以平肝熄风为法，辅以化瘀通络；西药继按原方案治疗。

处方：羚羊骨 18g（先煎），丹参 20g，白芍 30g，怀牛膝 18g，钩藤 18g，天竺黄 12g，毛冬青 30g，川秦艽 18g，益母草 30g，海藻 18g，墨旱莲 18g，石菖蒲 12g。上方加清水煎服，日 1 剂。

7 月 2 日四诊：患者已言语清晰，自觉气短懒言，左下肢活动尚可，左上肢仍无力，纳差，二便正常，舌质淡红，苔薄白，脉细。据此，目前肝风已熄，以气阴亏虚，筋脉失濡为主证。治应补气养阴，通经活络，辅以中西医康复治疗。

处方：北芪 30g，党参 30g，白术 30g，山茱萸 18g，云苓 15g，法半夏 12g，丹参 20g，川芎 15g，毛冬青 30g，鸡血藤 30g，何首乌 30g，杜仲 15g。

后以上方加减治疗至 7 月 26 日，患者病情明显好转，可扶杖行走，生活基本能自理，脑部伤口愈合好，无脑组织膨出。查体示左侧肢体肌张力低，左上肢肌力Ⅲ级，下肢肌力Ⅳ级，舌质淡暗，苔薄白，脉细少力。效不更方，继守补气养阴，化瘀通络之法，以上方加减治疗至 8 月 5 日，患者要求出院继服中药治疗。随访半年，患者生活基本自理。

【按】对于高血压性中大量脑出血者的抢救，刘教授主张中西医结合综合救治，尤其要发挥现代医学对急危重症的应急能力（如脑出血的血肿清除术）及微观处置（如针对水电解质、酸碱失衡的对症处理）的优势，紧紧抓住出血中风痰瘀互结、闭阻神明清窍的主要病机，提倡多疗法综合应用，如针灸、灌肠、各种物理疗法、中药针剂及口服液等。该例患者入院后行 CT 检查示：右外囊区脑出血量约 75ml，右侧脑室稍受压变形，中线结构向左偏移 0.8cm。有意识障碍，年龄较轻，身体状况良好，故及时行手术治疗是最佳选择。经行右颞骨去骨瓣减压术和血肿清除术及传感器植入术，术后第二天，患者神志即逐渐转清。同时积极进行中医辨证治疗，初起患者呈嗜睡状态，呼之能应，言语不清，左肢偏瘫，面色潮红，便秘，尿黄，舌质红，苔黄干，脉弦。当属肝阳内动，风火上扰清窍，故立清热泻火，平肝熄风，开窍醒神之法。方选羚羊骨、钩藤、黄芩以清热平肝熄风，石菖蒲、天竺黄、海藻以清热化痰、开窍醒神，虎杖、瓜蒌仁以通腑泻下、引热引血下行，丹参、益母草、白芍以活血祛瘀、滋阴熄风。结合自拟经验方脑脉2号、通腑醒神胶囊鼻饲，予清开灵注射液静脉滴注加强清热平肝、涤痰开窍、祛瘀通腑的作用。经20余天治疗，患者风火已熄，而以气阴亏虚，筋脉失濡为主证，法随证变，故立补气养阴，通经活络之法。药用北芪、党参、白术、云苓以健脾补气，何首乌、山茱萸、杜仲以滋阴养血、补益肝肾，丹参、川芎、毛冬青、鸡血藤以活血化瘀、舒筋通络，法半夏配伍北芪、党参、白术、云苓以燥湿化痰，祛经络无形之痰。同时辅以针灸、神经肌肉治疗、功能康复锻炼等综合疗法而取效。

（五）黄培新医案

医案1

黄某，男，71岁，2018年9月就诊。

【病史】患者于2018年8月28日骑行摩托车时突然出现头晕、昏沉感，无天旋地转感，右侧肢体乏力麻木，当时测得收缩压200mmHg，经休息后可缓解。曾于当地医院治疗，次日头晕再次发作，仍伴有血压升高，遂至南方医院住院治疗，诊断为急性脑梗死。

【辅助检查】头颅MRI检查提示：左侧丘脑、海马及左侧侧脑室颞角旁多发急性脑梗死、左侧基底节区腔隙性脑梗死、脑白质变性，脑萎缩，双侧上颌窦、筛窦及额窦炎症。MRA检查提示：左侧大脑后动脉P2段管腔轻度狭窄、双侧颈内动脉（C3~C4段）少许钙化斑块，伴管腔轻度狭窄、左侧优势型椎动脉。

【刻下症】经系统治疗后，患者仍有右下肢轻微麻木、乏力，时有头胀，表达能力欠佳，记忆力减退，遂来就诊。症见神清，对答尚合理，舌质暗红，苔微黄腻，脉弦。既往有高血压及糖尿病病史。

【诊断】中风——中经络，气虚痰瘀阻络。

【治法】补气活血通络，滋阴潜阳熄风，健脾利水化痰。

处方：黄芪45g，赤芍15g，酒川芎15g，毛冬青30g，天麻15g，石菖蒲15g，法半夏15g，豨莶草15g，威灵仙15g，盐山茱萸30g，醋龟甲20g，益母草15g，豆蔻10g，盐牛膝15g。7剂，水煎服，每日1剂。

同时予中成药银杏酮酯滴丸，每次4丸，每日2次，口服；丹田降脂丸，每次1g，每日2次，口服；松龄血脉康胶囊，每次2粒，每日2次，口服。

【按】患者素体气血亏虚，不能正常运血，致气血瘀滞于脑府，闭阻脑窍，继而瘀积为痰为水，阻遏气机，四肢失于濡养，则麻木、乏力。治疗应中西医结合，要认清脑梗死灶局部水肿，血压偏高，治疗上不能盲目降压，以防大脑缺血。要积极消除痰瘀之病理产物，减轻病灶水肿；同时应补气活血通络，以充养脑髓。此外，还应预防痰瘀化热，活血之外还须凉血。黄教授重用黄芪补气，配以赤芍活血凉血，川芎行气活血并引药上行。此三药乃补阳还五汤之主药，气虚血瘀每多用之。赤芍、毛冬青、豨莶草活血通脉、凉血清热，以清痰瘀之郁热，其中重用毛冬青。天麻、石菖蒲、法半夏、豆蔻合用，以畅中焦而化痰熄风。益母草活血利水，配伍龟甲、牛膝、山茱萸等滋阴潜阳之药以潜阳熄风。威灵仙通络，祛风除湿而除痰浊。诸药合用，共奏补气活血通络、化痰熄风潜阳之功。

医案 2

吴某，男，76 岁，2018 年 9 月就诊。

【病史】患者 10 年前开始出现右侧肢体乏力，自诉于外院诊断为脑梗死，具体诊疗经过不详。近 1 年，患者右侧肢体乏力加重，时有四肢末端麻木，无双下肢浮肿，自觉记忆力下降，舌质暗红，苔白浊，脉滑。既往有高血压病史、糖尿病病史、高脂血症史。

【诊断】中风——中经络，气虚痰瘀阻络，属中风后遗症期。

【治法】健脾化痰，补气滋肾填精。

处方：茯苓 15g，白术 15g，熟党参 30g，法半夏 15g，石菖蒲 15g，天麻 15g，盐山茱萸 20g，淫羊藿 15g，化橘红 10g，酒黄精 30g，豆蔻 10g，大枣 15g，炙甘草 5g。7 剂，水煎服，每日 1 剂。

同时予中成药银杏酮酯滴丸，每次 4 丸，每日 2 次，口服；丹田降脂丸，每次 1g，每日 2 次，口服；松龄血脉康胶囊，每次 2 粒，每日 2 次，口服。

【按】单侧肢体乏力是中风恢复期及后遗症期的常见症状。患者 10 年前中风，虽经救治，病情由重转轻，由危转安，但残余之邪未净，经络未和，气血虽顺未畅，滞而不达，津液循行受阻，为痰为瘀，导致清气不入，浊气不出，窍络不利。此乃“本虚标实”之候，“本虚”即气血不足，肝肾阴精亏虚，致使脑脉失养，髓海空虚，可致肢体乏力；“标实”即正气亏虚，所生痰浊、瘀血阻滞脑窍脉络，“气行则血行”，气虚则运血无力，血流不畅而成瘀，水液不化而成痰。故在治疗上，黄教授从脾、肾入手，以茯苓、白术、党参、半夏、石菖蒲、豆蔻、化橘红、天麻健运中焦而培补气血、化痰熄风，其中重用党参以补气健脾，气充则运血有力。以山茱萸、淫羊藿、黄精补肾填精，充养脑髓，脑髓得充，则经络得其所主。诸药合用，寓补于通，寓补于消。

此外，黄教授还强调中成药在临床上的运用，认为诸如此类慢性病患者需长期服药，中药煎服略显烦琐，患者往往不能坚持，而中成药则更易于被接受并坚持服用，故临床用药，还应多加考虑患者的依从性，方能帮助患者一同战胜病痛。这也是“仁义仁术”之体现。银杏酮酯滴丸、丹田降脂丸、松龄血脉康胶囊是黄教授用于降血脂、通血管的临床常用处方，与西药降脂药相比，副作用更小，且收效良好。

名家验方

1. 天麻健脑饮

组成：法半夏 9g，白术 10g，天麻 10g，钩藤 10g，泽泻 10g，茯苓 15g，石菖蒲 10g，红景天 6g。

功效：健脾化痰，熄风通络。

主治：用于风痰上扰所致头晕、头痛、失眠；风痰上扰型中风所致肢体麻木、瘫痪等。

按：为广东省名中医宁为民教授方。方中以法半夏、天麻为君药，钩藤、白术、茯苓为臣，石菖蒲、泽泻、红景天为佐使药。主要功效为健脾化痰，熄风通络。用于风痰上扰所致头晕、头痛、失眠，风痰上扰型中风所致肢体麻木、瘫痪等。方中法半夏味辛、性温，归脾、胃、肺经，功效燥湿化痰，降逆止呕，消痞散结，为治痰之要药。天麻味甘，性平，归肝经，功效熄风止痉，平抑肝阳，祛风通络，为治风之要药。两药合用，可共奏燥湿化痰，平肝熄风之功，切合风痰上扰的病理特点，故共为君药。钩藤味甘、性凉，归肝、心包经，功效清热平肝，熄风止痉。白术味甘、苦，性温，归脾、胃经，功效益气健脾，燥湿利水；茯苓味甘、淡，性平，归心、脾、肾经，功效利水渗湿，健脾宁心。茯苓、白术共用，使脾旺健运，湿祛痰消，以治生痰之源。钩藤助天麻以平肝熄风，三者共用，肝脾同调，以增强化痰熄风之功，共为臣药。泽泻味甘、性寒，归肾、膀胱经，功效利水渗湿，开下窍而利下焦，使湿邪从下而分消。石菖蒲味辛、苦，性温，归心、胃经，功效开窍醒神，化湿和胃，宁神益志，开上窍而醒脑。两者共为佐药，以加强化痰利湿之功。红景天味甘、性寒，归脾、肺经，功效健脾益气，活血化瘀通络。既能佐白术、茯苓以增强健脾益气之功，又能活血化瘀通络。全方风痰并治，气血并调，标本兼顾。最初主要用于治疗头晕，改善眩晕发作期症状，并降低复发率，改善生活及工作质量。后来在临床上也用于改善风痰上扰所致的头痛、失眠、中风等症状。

2. 秦艽牵正汤

组成：秦艽 18g，川芎 10g，当归 10g，白芍 15g，生地黄 20g，云苓 15g，白附子 10g，僵蚕 10g，全蝎 10g，羌活 10g，防风 6g，白术 12g。

功效：养血，祛风，通络。

主治：口眼㖞斜，语言不利，肌肤不仁，手足麻木，或见恶寒发热，肢体拘急，舌苔白或兼滑腻，脉浮滑或弦数。

加减：兼者加石膏、黄芩；痰多者，去生地黄，加天胆星；血虚者，加熟地黄、鸡血藤。

按：为国医大师邓铁涛之方。针灸治疗：地仓、颊车、攒竹、合谷（均取患侧）、太冲（取双侧）。久患者当用灸法，或在上述部分进行维生素 B_1 注射液加维生素 B_2 注射液注射。

3. 钩藤饮加减

组成：双钩藤 12g，牡蛎 30g，牛膝 15g，天竺黄 12g，全蝎 10g，石决明 30g，天麻 10g，何首乌 20g，杜仲 12g。

功效：滋阴，平肝，潜阳。

主治：口眼㖞斜，舌强语謇，舌质红，苔少，脉弦滑数。

按：为国医大师邓铁涛之方。针刺治疗：地仓、颊车、合谷（均取患侧）、太冲（取双侧）。

4. 加减补阳还五汤

组成：黄芪 120g，全当归 20g，川芎 12g，赤芍 15g，桃仁 15g，地龙 15g，三七 5g，白术 20g，防风 12g，川萆薢 15g，蚕砂 15g，桑枝 25g。

功效：补气健脾，活血通络。

主治：中风后遗症，偏瘫语謇，畏风自汗，纳呆便艰，舌暗红而晦，苔腻，脉缓大或涩弱。

加减：气虚甚者，加人参10g（或党参30g）；肢体痿弱者，加杜仲20g，菟丝子20g；语謇耳聋者，加九节菖蒲9g，远志9g。

按：为广东省名老中医何炎燊方。中风险浪过后，约半数患者有后遗症，以偏瘫、语謇为主。王清任认为，“人有十分元气，若亏损五成，则不能周流全身，或只行于左而不行于右，或只行于上而不行于下，于是半身不遂”。王氏治此病用补阳还五汤，其义是大补元气，使归还所亏损之五成也。故重用黄芪至120g以补气，辅以川芎、当归、赤芍、桃仁、红花以活血祛瘀，地龙以走窜通络。近年来，此方被广泛用于中风偏瘫之治疗。虽然气虚瘀阻乃中风后遗症中一种较常见之类型，但不能一概而论。此型多见于中阳素馁，气怯体胖，逸而不劳之人。兼症多见卫阳不固之畏风自汗，脾胃气虚之纳呆便艰，脉或缓大或涩弱，舌质晦暗，苔腻者，乃补阳还五汤之适应人群。又有叶天士云：“凡中风症有肢体缓纵不收者，皆属阳明气虚。”因阳明为五脏六腑之海，主润宗筋，束骨而利机关，故叶氏有通补阳明，培土御风诸法。常采叶氏之说，于补阳还五汤中加减用之。

加防风、白术，合方中之黄芪，就是玉屏风散，乃培土御风之良方。蚕砂、萆薢、桑枝皆阳明专药，善能宣通脉络，通而不伐，且有微补之用也。改红花为三七者，亦是避红花之攻破而取三七之行中有补，以利久服也。经此加减，疗效远较原方为优。

5. 加减地黄饮子

组成：熟地黄30g，肉苁蓉15g，麦冬15g，石斛15g，茯苓15g，远志6g，菖蒲6g，五味子5g，山茱萸12g，龟板30g，鳖甲30g，杜仲15g，丹参15g，三七5g。

功效：滋肾养肝，育阴潜阳，活血通窍。

主治：中风后遗症，肝肾阴虚，舌喑不能言，足废不能行，头晕耳鸣，目昏心悸，舌红不华，脉细数或弦劲，或小而坚。

加减：肾水亏损，咽红干痛，口燥渴，舌赤唇红者，加玄参 20g，天冬 15g。肝阳亢升，头晕鸣响，筋脉掣痛者，加丝瓜络 15g，忍冬藤 25g。心神不安，虚烦少寐者，加酸枣仁 15g，龙齿 30g。

按：为广东省名老中医何炎燊方。何老数十年临床体会，在中风后遗症中，气虚夹瘀者仅十之三四而已，若不问其阴阳气血之偏盛偏衰，概以补阳还五汤一方统治，则阴虚内热之证，便如火上浇油。内风之萌，多因身中阳气之变，患者多为中老年人。经云："人年四十，阴气自半。"加以烦劳操持，精血暗耗，肾阴不足，木少滋荣，故肝阳偏亢，陡化内风，而成大厥。厥回神苏之后，标症虽平，而阴亏之本质未变。肾阴不能上荣舌本，故言语謇涩。肝肾精血不足以涵濡筋骨，故见肢痿无力，更兼眩晕头痛，耳鸣失聪，目昏不明，心悸怔忡，咽干舌辣，皆阴虚见证。然而多数患者，虚阳尚隐伏于肝，故投剂不宜过温。刘河间创立地黄饮子一方，治舌瘖不能言，足废不能行，名曰"风痱"。与此证有相似之处，可资借鉴。我师其法而不泥其方，去桂、附之归于右者，加龟板、鳖甲之归于左者，变温热刚燥之剂为温养柔和之剂；又以杜仲代巴戟，更酌用性质和平之丹参、三七以活血，为之佐使，通而不滞，屡奏育阴潜阳，滋液熄风，涵濡筋脉之效。

特色疗法

1. 针灸推拿治疗

针刺治疗中风的历史源远流长，在临床中被广泛应用于中风各个时期，贯穿中风病程的始终，以针刺疏通人体经络，调和机体阴阳及脏腑气血，以达到康复的目的。大量研究发现，针刺可以改善中风患者的肢体功能及吞咽功能，同时对其认知、语言等功能的恢复均有不同程度的作用，其机制包括改善脑血流情况、增强抗氧化功能、减轻炎症反应等。针刺治疗中风，取穴需根据患者辨证情况及具体症状而定，以头部腧穴为主，常用腧穴为百会、四神聪、神庭等，并根据不同证型辨证取穴。如口眼㖞斜者多取风池、太阳、颊车、迎香、地仓、下关、合谷等穴位。构音不清或失语者多取风池、上星、百会、金津、玉液、廉泉、通里等穴位。推拿治疗选择穴位同针灸取穴原则，可选用不同的推拿手法，同时让患者进行各种改善运动功能的锻炼。

2. 认知康复疗法

中风患者应尽早进行认知功能评估，以防合并痴呆。认知康复应该注重个体化，根据具体病情量身定制。主要康复内容包括日常生活能力训练、记忆力训练、定向力训练、注意力训练、视觉障碍训练、语言功能训练、社交能力训练及睡眠训练等。

3. 重复经颅磁刺激治疗

重复经颅磁刺激（rTMS）可以对神经兴奋性及可塑性产生明显、持久的影响，被广泛应用于中风康复治疗，适用于言语障碍、吞咽障碍、偏瘫运动功能障碍的恢复及重建，以及改善认知障碍和用于昏迷促醒；而且无需手术或药物介入，通过体外磁场刺激特定脑区，可避免感染、出血等风险，耐受性良好。此外，可抑制过度活跃的区域，高频刺激并激活受损脑区，平衡神经网络。可通过调节突触传递（如长时程增强 LTP/ 抑制 LTD），促进脑区代偿和功能重组。

4. 中药封包

中药封包有活血化瘀、疏通经络、行气止痛等作用；配合不同的药粉，不仅对中风病的神经功能恢复有促进作用，而且在改善中风病并发症，如肺感染咳嗽、中风患者长期卧床导致胃肠动力减弱等症状方面均有良好的效果。

5. 火龙罐

火龙罐在中风病治疗中可起到逐寒祛湿、疏通经络、行气活血、消肿止痛的作用，具有调整人体阴阳平衡、解除疲劳、增强体质的功能。常用于治疗中风后肢体功能障碍、口角歪斜、肩手综合征等，有效改善中风后出现的肢体挛缩，康复效果理想。

五、预防调摄

东莞市中医院学科带头人广东省名中医宁为民教授首创“宣通三焦”理论、“育阴潜阳”理论等,创制“通圣方”,研制“天麻健脑颗粒”“滋阴健脑片”等院内制剂,研发多项中医适宜技术,围绕科研成果,形成了极具特色的中风全周期、全方位中医管理模式,极大地提高了中风预防、急救、康复及慢病管理一体化中医药诊治能力。

(一)体质辨识与调理

宁为民教授认为中风与患者的中医体质相关,其中以痰湿、血瘀、阴虚等患者尤为明显,岭南地区气候潮湿,六淫致病以湿多见,加上本地区人群嗜食生冷及肥甘厚味之品,更加重脾失健运,痰湿内生,日久体质偏颇,痰湿体质为患,临床上以痰湿体质的缺血性脑卒中患者多见。

1. **痰湿体质** 常见身形肥胖、腹部肥满、苔腻,面部皮肤油脂较多,多汗且黏,胸闷,痰多,喜食肥甘甜黏,苔腻,口黏腻或甜,脉滑,易困倦,眼睛浮肿。

食疗原则:健脾祛湿。

常用食物:陈皮、茯苓、薏苡仁、莲子等。

2. **阴虚体质** 常见头晕、易怒、高血压,鼻微干,喜冷饮,大便干燥,面颊潮红或偏红,皮肤干燥,口干舌燥,容易失眠,舌红,少津少苔,脉细数。

食疗原则:滋阴潜阳。

常用食物:枸杞、天麻、黑豆、甲鱼等。

3. **血瘀体质** 常见面色暗沉,肤色晦暗,色素沉着,皮肤容易出现瘀斑,口唇黯淡,舌黯或有瘀点,舌下络脉紫黯或增粗,脉涩。

食疗原则:活血化瘀。

常用食物:丹参、三七、山楂、玫瑰等。

(二)情志调摄

稳定患者不安的情绪,防止情绪剧烈波动、情志失调。急性发作期患者应当卧床休息,以防“劳则气耗”“烦劳则张”;待病情稳定后,积极配合医护人员进行肢体、语言等康复训练,保持劳逸结合,循序渐进;尽量保持病室安静,空气流通,预防感冒。

（三）饮食有节

中风患者不宜饱餐，应清淡饮食，忌食辛香、肥甘厚味及醇香之品。中医根据辨证论治，根据患者的不同体质和病因，选择不同类型的食疗，以达到食补的目的。以下提供全国名老中医何炎燊治疗中风后遗症的代茶方，仅供参考。

代茶方：桑寄生 30g，黑大豆 50g，大枣肉 20g。

用法：每日煎水，代茶常饮。

按：本方药仅三味，看似平淡而能肝（桑寄生）、肾（黑大豆）、脾（大枣）同治，味甘可口，和平实效。木匠刘某，1970 年患中风闭证甚危，按法治之而愈，唯右手指端麻木无力若废，遂停用汤药；嘱其每日以此方代茶，常服不辍，越三月，病良已。患者虽年过花甲，竟能手操刀斧，重整旧业，年逾八旬，仍每日健步到公园游憩。

（四）增强体质

要根据自身体质情况，保精养生，培补元气。可选择合适的锻炼方法，如八段锦、五禽戏等，增强体质，预防中风再发。

第三章　眩晕

一、概　　述

眩晕，目眩与头晕也，目花为眩，头旋为晕，两者可单见或兼见。中医对眩晕病的记载，最早见于《黄帝内经》，称为“眩冒”，多由于情志内伤、饮食不节、年高肾亏、病后体虚或跌仆外伤，导致气血肾精亏虚、脑髓失养或肝阳痰火上逆、扰动清窍而引起。导致眩晕的病因甚多，本章主要论述中枢性眩晕，如西医的后循环缺血、脑动脉硬化等。

二、病因病机

眩晕的病因病机虽颇复杂，不外风、火、痰、瘀、虚等几个方面。中医注重整体观念，提倡“天人合一”。不同地域的名医对眩晕的认识和治疗有差异，元代释继洪所著《岭南卫生方》中指出：“（岭南）炎方土薄，故阳燠之气常泄；濒海地卑，故阴湿之气常盛。”岭南地区气候湿润炎热，常见病多以温病为主，岭南医学结合当地气候、生活方式等，吸收其他学派“虚眩”“瘀眩”“痰眩”等观点及现代医学研究，形成完整的理论体系，认为痰（湿）、热（火）在本病的发生与发展中最为关键。全国名老中医何炎燊则认为眩晕多本虚标实，阴虚阳亢、内风升动、痰热蕴结，化火上攻，是导致眩晕的重要病机。对此，何老常效以熄火、涤痰、育阴潜阳、暖土御风四法。

1. **风阳上扰**　肝为刚脏，主升主动，体阴而用阳，其病理特点为肝之阴血易亏，肝之阳气常亢逆化风而致眩晕，故《素问·至真要大论》云：“诸风掉眩，皆属于肝。”素体阳盛之人，阴阳平衡失度，阴亏于下，水不涵木，肝阳亢于上，则见眩晕。何老常运用育阴潜阳法使阴液充足，阳气潜藏，阴阳平衡，眩晕得止；或在快节奏的生活下，因长期忧郁恼怒，肝气郁滞，气郁化火，内火上炎，扰动肝风，风火相煽，上扰头窍，发为眩晕。对于由肝火上炎、风火上扰所致的眩晕，何老运用熄火法，选用苦寒清降之品，清泻内火，平肝熄风，使上炎之火得降、风阳得平，从而缓解眩晕症状。

2. **痰浊中阻**　广东省名中医宁为民教授认为生活水平的提高使人们饮食不节、嗜酒肥甘、运动不足，加上压力大、忧思劳倦，易伤脾，致湿浊内生、痰湿积聚。岭南地处潮湿水乡，外湿之邪易侵袭人体，使脾运化失调，内生痰湿；痰湿中阻，则清阳不升，清窍失养，故见头晕目眩。故在岭南地区，眩晕患者偏于痰湿体质，加之社会因素的影响，人们容易忧思恼怒，导致肝阳化风，风阳夹痰，上扰脑窍，则发为眩晕。宁教授提出，眩晕的治疗，应针对岭南地区人群的致病特点，以健脾化痰，熄风通络为法，并首创以“天麻健脑饮”治之。

3. **肾精不足**　《灵枢·海论》指出，脑为髓海，髓海有余则轻劲有力，髓海不足则可致眩晕，而髓海的有余与不足，取决于肾精充足与否。肾为先天之本，藏精生髓，髓汇为脑，若年老肾衰，或先天不足，则肾精不充；或因房劳过度，肾精亏耗；或因阴虚火旺，扰动精室，频繁遗精；或因肾气不固，滑泄无度；或因久病伤肾，均可导致肾精亏耗，髓海失充，上下俱虚，发为眩晕。

4. **气血亏虚**　《灵枢·口问》认为眩晕的病因是“上气不足”，认为脾胃为后天之本，气血生化之源，若因劳倦忧思、饮食不节，损伤脾胃，或久病不复，暗耗阴血，最终可引起气血亏虚，气虚则清阳不振，清气不升，血虚则脑失所养，虚风内动，故见眩晕。何炎燊受清代叶天士学术思想的影响，认为下元虚冷，中阳素馁，土虚不能荣木，以致阴风萌动，乘巅则为头重眩晕，故可用暖土御风法，对于由脾胃虚寒，气血不足，风邪上扰所致的眩晕有良好疗效。

5. **瘀血内阻**　跌仆损伤，头颅外伤，瘀血停着，阻滞经络，气血不能上荣头目；或瘀阻胸中，迷闭心窍，心神不定；或妇人产时感寒，恶露不下，血瘀气逆，并走于上，扰乱心神，干扰清窍，皆可发生眩晕。

三、辨证论治

本病以肝、脾、肾虚为本，以风、火、痰、瘀为标，发作期以实证表现为主，缓解期以虚证表现居多，但标实皆出于本虚，临床上呈现虚多实少、虚实错杂之象。因此，临床辨证需辨分期（发作期与缓解期）、辨虚实、明证候、辨脏腑，治则以补虚泻实，调整阴阳为主。

（一）风阳上扰

【症状】眩晕耳鸣，头痛且胀，遇劳、恼怒加重，肢麻震颤，失眠多梦，或颜面潮红，舌红苔黄，脉弦滑或弦细数。

【治法】平肝潜阳，熄风通络。

【方药】何氏平肝汤（国家级名中医何炎燊经验方）。天麻15g，钩藤15g，石决明13g，牡蛎15g，白芍15g，熟地黄20g，何首乌5g，茯苓15g，夏枯草12g，龟甲5g，知母10g，枸杞子12g，酸枣仁12g。

若见风阳渐息，以阴虚为甚（阴虚阳亢），腰膝酸软，舌红少苔，手足心热，脉弦细数，选镇肝熄风汤；若肝阳化火，肝火亢盛（肝火上炎），眩晕、头痛较甚，耳鸣、耳聋暴作，目赤，口苦，舌红苔黄燥，脉弦数，选龙胆泻肝汤。眩晕剧烈，呕恶，手足麻木或震颤者，有阳动化风之势，加珍珠母、生龙骨、生牡蛎、羚羊角；伴有肝郁者，加柴胡、合欢皮、郁金。

（二）痰浊上逆

【症状】眩晕，头胀闷而重，恶心欲呕，脘闷倦息，食少多寐，苔白腻，脉濡滑。

【治法】化痰祛湿，祛风通窍。

【方药】麻菊温胆汤加减（国家级名中医何炎燊经验方）。半夏15~20g，茯苓30~60g，陈皮6g，甘草5g，姜竹茹12g，枳实12g，天麻12g，白芍15g，菊花15g（后下），蒺藜20g。

舌胖苔白，便溏纳少，中阳不振者，去菊花，加白术20g，干姜10g。面色不华，短气懒言，神倦，元气虚者，加党参30g，黄芪30g。四肢沉重，肠鸣便溏，小便不利，水湿停潴者，去竹茹、枳实，加苍术15g，白术20g，泽泻15g，牡蛎20g。

天麻健脑颗粒（东莞市中医院院内制剂）：法半夏9g，白术10g，天麻10g，石菖蒲10g，茯苓15g，红景天6g，钩藤10g，泽泻10g。

若呕吐频繁，加代赭石、姜竹茹；脘闷，纳呆，腹胀者，加豆蔻、砂仁；肢体沉重，苔腻者，加藿香、佩兰；耳鸣、重听者，加升麻、郁金；痰浊郁而化热，痰火上犯清窍，眩晕，苔黄腻，脉弦滑者，用黄连温胆汤清化痰热；素体阳虚，痰从寒化，痰饮内停，上犯清窍者，用苓桂术甘汤合泽泻汤温化痰饮；中后期脾胃虚弱、运化不足者，加神曲、山楂、炒麦芽；伴有肝郁者，加柴胡、合欢皮、郁金。

（三）肝火炽盛

【症状】头晕头胀，昏重不举，目赤，耳鸣如潮，头面烘热，口苦心烦，情志郁结，易悲善怒，脉弦数。

【治法】泻肝火，熄肝风。

【方药】加减羚羊角汤加减。羚羊角 6g，生地黄 20g，白芍 15g，牡丹皮 12g，龟甲 25g，石决明 25g，蝉蜕 5g，酸枣仁 10g，夏枯草 15g，薄荷 5g（后下），菊花 10g（后下），桑叶 15g。

肝火犯胃呕恶者，加竹茹 15g，黄连（吴茱萸水炒）6g。气机不畅，胸脘痞痛者，加百合 20g，乌药 10g。火郁经脉，两胁少腹闪痛者，加川楝子 15g，延胡索 10g。晕甚旋转欲倒者，加钩藤 15g，蒺藜 20g。

（四）肾精不足

【症状】眩晕，耳鸣，腰膝酸软，遗精滑泄，神疲健忘，少寐多梦。偏于阴虚者，五心烦热，颧红咽干，舌质嫩红，少苔，脉弦细数；偏于阳虚者，形寒肢冷，面色皖白或黧黑，舌质胖嫩，脉沉细。

【治法】填精，补髓，充脑。偏于阴虚者滋阴，偏于阳虚者温阳。

【方药】

（1）偏于阴虚者用左归丸。熟地黄 12g，山药 24g，山茱萸 12g，枸杞子 12g，菟丝子 12g，鹿角胶 10g，牛膝 6g，龟甲胶 15g。阴虚生内热，表现为五心烦热，舌红，脉弦细数者，可加炙鳖甲、知母、黄柏、牡丹皮；心肾不交，见失眠、多梦、健忘者，加阿胶、鸡子黄、酸枣仁、柏子仁；若子盗母气，肺肾阴虚，加沙参、麦冬、玉竹；若水不涵木，肝阳上亢，可加清肝、平肝、镇肝之品。

中成药可选：口服剂滋阴健脑片（东莞市中医院院内制剂）。

（2）偏于阳虚者用右归丸。熟地黄 12g，山药 24g，山茱萸 12g，枸杞子 12g，菟丝子 12g，肉桂 5g，熟附子 9g，鹿角胶 10g，当归 12g，杜仲 15g。本方中，附子、肉桂刚燥，不宜久服，可改用巴戟天、淫羊藿；若遗精频频，可加芡实、桑螵蛸、覆盆子；若眩晕较甚，无论阴虚、阳虚，均可加用龙骨、牡蛎、磁石。

（五）阴虚阳亢

【症状】眩晕，如坐舟中，脑中鸣响，耳内虫鸣，时断时续，听力减退，目花昏倦，闭不欲睁，心悸气怯，或唇舌麻木，筋肉颤动，脉沉细或弦劲，或虚大不等，舌红不华。

【治法】育阴潜阳，柔肝熄风。

【方药】加减定风珠。龟甲 30g，鳖甲 25g，牡蛎 25g，石决明 30g，生地黄 25g，阿胶 15g（烊化），麦冬 15g，炙甘草 6g，酸枣仁 15g，白芍 20g，西洋参 10g，山茱萸 18g。心神不安，鳖甲改用龙齿，加淮小麦 30g；服后大便不实，胃纳稍钝者，可用谷芽 100g 煎汤，代水煎药，或暂去生地黄，改用山药、玉竹各 15g。

（六）阳虚水气上逆

【症状】眩晕，身振摇欲倒，呕恶，出冷汗，恶寒，形浮，口淡，舌白滑。

【治法】温肾，利水，止眩。

【方药】加味真武汤。附子 18g，茯苓 25g，白术 25g，白芍 15g，生姜 10g，天麻 15g，大枣 20g。气虚甚者，加人参 10g，即合附子汤义；面浮足肿，小便不利者，加桂枝 10g，猪苓 15g，泽泻 15g，即合五苓散义；腹痛，肠鸣，大便溏薄者，去白芍，加干姜 10g，炙甘草 6g，即合四逆汤义。

（七）气血亏虚

【症状】眩晕，动则加甚，劳累则发，神疲懒言，气短声怯，心悸怔忡，健忘少寐，纳谷不香，面色白或萎黄，唇甲无华，舌质淡嫩，边有齿痕，脉细弱。

【治法】补益气血，健运脾胃。

【方药】八珍汤加减。黄芪 30g，党参 20g，白术 12g，茯苓 15g，生地黄 15g，当归 12g，白芍 15g，川芎 15g，枸杞子 15g，牛膝 15g，甘草 5g。若气虚卫阳不固，自汗时出，重用黄芪，加防风、浮小麦；气虚湿盛，泄泻或便溏者，加薏苡仁、泽泻、炒扁豆、当归；兼见畏寒肢冷，腹中隐痛等阳虚症状者，加桂枝、干姜；心悸怔忡、不寐者，加柏子仁、朱砂；血虚较甚，面色白而无华者，加熟地黄、阿胶、紫河车粉冲服；若中气不足，清阳不升，表现为眩晕，兼见气短乏力，纳差神疲，便溏下坠，脉象无力者，可用补中益气汤以补中益气，升清降浊。

中成药可选：口服剂（如归脾丸等）。

（八）瘀血内阻

【症状】眩晕日久，健忘，失眠多梦，面色青紫，头部刺痛、位置固定，舌质紫暗或有瘀斑、瘀点，脉涩。

【治法】活血化瘀，化痰通络。

【方药】通窍活血汤（《医林改错》）加减。麝香 0.1g（冲服），桃仁 10g，红花 10g，丹参 15g，天麻 10g，石菖蒲 10g，法半夏 10g，川芎 10g，赤芍 10g，葛根 10g，泽泻 15g。兼恶心、呕吐者，加代赭石、牡蛎；失眠多梦明显者，加酸枣仁、何首乌。

四、医案解要

（一）刘茂才医案

李某，男，52 岁，1997 年 11 月 6 日初诊。

【病史】头晕反复发作 10 年余。患者 10 年来每因劳累则发头晕，发作时自觉周围物体旋转，步态不稳，卧则好转，伴剧烈的恶心呕吐，耳鸣，神疲乏力。曾多次住院治疗，诊断为椎基底动脉供血不足（后循环缺血），经中西医治疗无效。

【刻下症】头晕乏力，视物旋转，卧则好转，步态不稳，需人搀扶，伴恶心，耳鸣，口干，纳差，大便干，小便多，舌质暗红，苔黄，脉弦。自诉服用川芎、全蝎、甘草后胃痛。诊断为眩晕，证属气阴两虚，肝风上扰，瘀热内阻。治以补气滋阴，平肝熄风，祛瘀清热为法。处方如下：党参 20g，黄芪 45g，葛根 30g，益母草 30g，毛冬青 30g，天麻 12g，钩藤 15g，知母 12g，白芍 15g，山茱萸 12g，石菖蒲 9g。7 剂清水煎服，日 1 剂。

【二诊】头晕、耳鸣减轻，精神好转，口干、恶心止，仍步态不稳，大便干，舌质暗红，苔黄，脉弦。方已取效，今加决明子 15g 以平肝潜阳，润肠通便。继服 7 剂。

【三诊】头晕未再发作，大便通畅，精神振作，因担心劳累后复发，要求继续服药以巩固疗效，遂以上方稍作加减服用，随访 2 年，头晕未发。

【按】眩晕之病，古人有“无虚不作眩”“无痰不作眩”之说，刘教授认为眩晕的病位在脑，与肝、脾、肾有关，病机多以本虚标实为主，本虚责之于肝肾阴亏，脾失健运，气血乏源；标实责之于风痰、瘀血内闭脑窍，导致脑失所养，髓海不足，正如《灵枢·海论》所说，“髓海不足，则脑转耳鸣，胫酸眩冒”，尤重血瘀作眩，因瘀阻脑脉，致脑失所养，髓海不足。关于治疗，多遵叶天士之说，认为眩晕乃“肝胆之风阳上冒”，其证有夹痰、夹火、中虚、下虚之别，治法亦有治胃、治肝之分。“火盛者，先生用羚羊角、山栀、连翘、花粉、元参、鲜生地、丹皮、桑叶，以清泄上焦窍络之热，此先从胆治也。痰多者，必理阳明，消痰如竹沥、姜汁、菖蒲、橘红、二陈汤之类。中虚则兼用人参，《外台》茯苓饮是也。下虚者，必从肝治，补肾滋肝，育阴潜阳，镇摄之治是也”（《临证指南医案》）。此患者四诊合参，当辨为气阴两虚，肝风夹瘀热上犯脑窍，方用黄芪、党参以补中益气，葛根以升举清阳；白芍、知母、山茱萸以滋补肝肾之阴；天麻、钩藤以平肝熄风，更以毛冬青、益母草以祛瘀清热；石菖蒲以化痰开窍。诸药合用，共奏益气滋阴，平肝熄风，清热祛瘀之功，而获佳效。

（二）宁为民医案

黎某，男，60 岁，2024 年 1 月 22 日初诊。

【病史】头晕眼花 1 年余，加重 1 个月。患者于 1 年前无明显诱因下出现头晕，有昏沉感，伴眼花。1 个月前无明显诱因下加重，休息 5 分钟后缓解，遂至外院就诊，查颅脑 MRI 提示：双额顶叶白质散在变性，缺血灶，右内囊后肢小出血灶。完善激素检查后，不考虑与肾上腺相关，待排自主神经功能紊乱。具体用药不详。血压波动大，最高收缩压达 210mmHg，最低达 86mmHg。患者有高血压及前列腺炎病史。

【刻下症】症状无明显改善，仍有头晕，昏沉感，伴眼花，低血压，纳眠可，小便多，大便正常，无口干、口苦，舌质暗红，苔白，脉细。

【诊断】

西医诊断：脑小血管病变。

中医诊断：眩晕，证属气虚痰阻。

【治法】益气健脾，化痰行气。

【方药】三七、陈皮、甘草各 5g，白术 10g，黄芪、郁金、石菖蒲、茯苓、半夏、补骨脂各 15g，党参 20g。5 剂，日 1 剂，水煎取药汁 400ml，分早晚 2 次温服。

【二诊】仍有头晕，症状同前，舌质暗红，苔白，脉细。治以益气化痰，行气活血。处方：守上方加远志 15g，连服 7 剂。

【三诊】头晕基本缓解，诉近 1 周出现咳嗽，咳黄痰，鼻塞流涕，咽痛，时腹胀，大便干，余症同前。舌质稍暗红，苔薄白，脉细。治法大致同前。处方：

①守上方加布渣叶 15g，连服 7 剂；②天麻健脑颗粒 10g，每日 3 次，服用 8 日。随诊 2 周，患者未再发头晕。

【按】本案患者头晕日久，未得到有效治疗，致使病情加重。加重时至外院就诊，血压波动大，脉压差最高可达 130mmHg，考虑自主神经功能紊乱。首诊时，患者头晕，有昏沉感，伴眼花，且持续数分钟后可自行缓解；而且患者有高血压病史，近期血压波动大，血压波动常与情绪有关，情绪激动时，血压升高。自主神经功能紊乱时，血压调节障碍，容易出现血压值极高的情况。考虑头晕与血压波动相关。此外，患者存在血压低的情况，舌质暗红，苔薄，脉细，考虑气虚痰阻，治以益气健脾，化痰行气。以六君子汤为基础方，加用黄芪益气健脾，补骨脂温阳健脾。气虚痰阻，则气机不畅，加用郁金、石菖蒲、三七以行气活血化痰。宁为民教授治疗头部疾病，考虑病理因素为痰湿，且涉及情志问题的，常使用郁金和石菖蒲以行气解郁，化痰通窍。

（三）何炎燊医案

卢某，男，65 岁，1991 年 4 月初诊。

【病史】面色潮红，形瘦神疲，双目微闭，不能站立，需儿女侍立两旁扶持，频频干呕，苦不堪言。患者自诉 1976 年农历三月初，突然眩晕欲倒，旋转如坐舟车，睁眼、起坐或转动头部则更甚，伴恶心、呕吐不止，不能进食。此后便每年农历三月必发，且持续 3 个月之久，渐至骨瘦如柴，精神萎靡，经中西医治疗无效。反复发作，如此年复一年，已 15 载，患者自以为怪病而无法可治。曾在几家医院住院治疗，行心电图、脑电图、全 X 线胸片等检查均未见异常。颈腰椎 X 线胸片提示颈椎病改变。血常规正常。血脂检查示高脂血症。血压常在 160~180/90~100mmHg。西医诊断为颈椎病、脑动脉硬化。就诊当年 4 月，旧病又发。

【刻下症】头晕，面色潮红，形瘦神疲，双目微闭，不能站立，口苦纳呆，颈项拘急疼痛，腰酸腿软，烦躁易怒，失眠多梦，大便干，小便正常，舌质红，苔白厚腻而干，脉弦劲而大。

【诊断】西医诊断：颈性眩晕、脑动脉硬化。

中医诊断：眩晕（肝阳化风、痰浊阻络证）。

本证患者属素体肾水不足，木失涵养，肝火上炽，木横侮土，则脾胃不和，痰浊内生。农历三月木令当旺，肝阳易亢而化风，肝风夹痰浊上扰清空，故见症如此。拟半夏白术天麻汤合温胆汤加减，以平肝熄风，燥湿化痰。

【治法】平肝熄风，燥湿化痰。

【方药】半夏、白术、枳壳各10g；天麻15g，竹茹、茯苓、钩藤（后下）、蒺藜各20g，甘草、橘红（后下）各5g，天胆星、石决明、珍珠母各25g。3碗水煎至1碗，分次慢慢咽下。

【二诊】翌日已无需人扶持，面红稍退，眩晕减轻过半，能起坐及步行，精神状态好转，呕吐全止，且能进食一碗软饭。效不更方，再服3剂。

【三诊】自己步行来院就诊，面色潮红及眩晕大减，唯转动头部时仍觉微眩不适，食欲恢复正常，腻苔退薄过半，然而夜寐仍差，颈项疼痛如故，脉弦虚大。痰火稍平，宜加强滋养肝肾以顾其本。前方去天胆星、枳壳，加女贞子、墨旱莲、北沙参各15g，葛根（粉）30g。3剂。

【四诊】自述入寐颇安，颈项疼痛稍减，眩晕消失，能做一些家务劳动，但仍觉腰酸腿软，此时腻苔退净，而脉象如前，痰火既清，去燥湿除痰熄风之品，易以六味地黄汤加减以滋肾养肝，健脾行气以固本。处方：生地黄、淮山药、白芍各20g，茯苓、山茱萸、太子参、女贞子、墨旱莲、蒺藜各15g，石决明、牡丹皮各10g，陈皮5g。以此为基本方，随症加减，又2月而诸恙悉退，体重增加，健康如常。嘱其暂停服药，以饮食调理，明年2月必须再来就诊，以防复发。

1992年2月初，患者因患白内障急于广州市行手术治疗，未如期就诊，3月初病又发，症如前述而轻，再来就诊。予先服半夏白术天麻汤加减2剂，病情即明显好转，后以滋养肝肾方药调治半月而安。1993年2月，患者在发病前即来诊治，见舌红，苔薄白，脉略弦而不虚大。自述体健而无所苦，拟六味地黄汤加益气健脾、平肝除痰之药为方，调理半月。

【治疗效果】后随访，病无复发。

【按】在本病案的辨证论治过程中，始终贯穿着何炎燊老中医治疗慢性病的学术观点和治疗颈性眩晕的丰富经验。颈性眩晕，属于中枢性眩晕中的特殊类型。何老常说："慢性病多非纯虚、纯实、单寒、单热之病，因为纯虚者补之则愈，纯实者攻之则痊，寒者热之，热者寒之，皆可获效，其所以迁延不愈者，是寒热虚实错杂之故。一经为病，久则累及他经，故治疗慢性病，必须明辨标本缓急,灵活掌握,不能固执一方一法。”

何老分析颈性眩晕的病机时说:“颈性眩晕属于退行性病变,肾主骨,故其本多是肾虚,但当肝阳化风,故眩晕突发,木横犯土,呕逆不止之际,其标便在肝胃了。”标证急,急当治标。初诊时用半夏白术天麻汤合温胆汤以平肝熄风,和胃涤痰降逆,即获显效,服用3剂而诸恙大减。后虽肾阴虚的症状逐渐显露,若继续用祛风涤痰之药,恐防劫阴;若立即改投滋补,又怕滞中动火。因此,何老善用蒺藜、芍药、二至、石决明、珍珠母、北沙参等药,滋肾养肝而不腻滞碍邪,熄风潜阳而不劫津伤正。这是他从叶天士《临证指南医案》揣摩多年所得,其中又融汇了晚清医家王孟英的经验,药虽平淡,但屡用屡效。

名家验方

1. 加减羚羊角汤(何炎燊方)

组成:羚羊角(粉)0.3~0.6g,生地黄20g,白芍15g,牡丹皮12g,龟甲25g,石决明25g,蝉蜕5g,酸枣仁10g,夏枯草15g,薄荷5g(后下),菊花10g(后下),桑叶15g。

功效:泻肝火,熄肝风。

主治:肝火炽盛之眩晕,症见头晕头胀,昏重不举,目赤,耳鸣如潮,头面烘热,口苦心烦,情志郁结,易悲善怒,脉弦数。

加减:肝火犯胃呕恶者,加竹茹15g,黄连(吴茱萸水炒)6g;气机不畅,胸脘痞痛者,加百合20g,乌药10g;火郁经脉,两胁少腹闪痛者,加川楝子15g,延胡索10g;晕甚旋转欲倒者,加钩藤15g,蒺藜20g。

按:阳气素盛,而又情志郁结之人,每多此候,古称“五志化火”,火性炎上,最易化风,上窜巅顶为患。清代费伯雄《医醇賸义》中有羚羊角汤,治风火相煽之眩晕,主药羚羊角(粉)清肝火,熄肝风,为君;龟甲、石决明潜镇上亢之浮阳,为臣;火盛则伤阴耗血,故用生地黄、白芍、牡丹皮养阴凉血,为佐;又用蝉蜕、薄荷、夏枯草等轻清上浮之品,散风而清利头目,为使。方义颇为周匝。余用之多年,认为方中之柴胡,虽有泄木之能,然而内风升腾者究宜慎用,故以桑叶、菊花易之;方中之大枣,嫌其甘温壅滞,故易以枣仁，既微酸可敛肝木之横，亦有镇静安神之效。此方加减之后，疗效较原方好。此类眩晕虽以标实为主，然而亦有其肝阴不足之内在因素，余年少时曾沿用古人成法，如龙胆泻肝汤、当归龙荟丸等，皆不及此方之稳且效也。

2. 麻菊温胆汤（何炎燊方）

组成：半夏 15~20g，茯苓 30~60g，陈皮 6g，甘草 5g，姜竹茹 12g，枳实 12g，天麻 12g，白芍 15g，菊花 15g（后下），蒺藜 20g。

功效：除痰，熄风，止眩。

主治：眩晕由痰饮引起者，多见头晕目眩，两眼发黑，视物旋动，耳中鸣响如堵，恶心呕吐，咳嗽痰黏，胸脘痞闷妨食，舌体胖，苔腻。

加减：舌体胖，苔白，便溏纳少，中阳不振者，去菊花，加白术 20g，干姜 10g；面色不华，短气懒言，神倦，元气虚者，加党参 30g，黄芪 30g；四肢沉重，肠鸣便溏，小便不利，水湿停潴者，去竹茹、枳实，加苍术 15g，白术 20g，泽泻 15g，牡蛎 20g。

按：治眩晕因于痰饮为患者，必重用茯苓、半夏，以温胆汤为主方，加天麻等祛风之品佐之。至于蒺藜一药，叶天士最善用之，既可平肝熄风，又能开郁结、通气滞。肝风平熄，则眩晕自止；郁开气畅，则痰饮无所停潴矣。

3. 加减定风珠（何炎燊方）

组成：龟甲 30g，鳖甲 25g，牡蛎 25g，石决明 30g，生地黄 25g，阿胶 15g（烊化），麦冬 15g，炙甘草 6g，酸枣仁 15g，白芍 20g，西洋参 10g，山茱萸 18g。

功效：育阴，潜阳，熄内风。

主治：阴虚阳亢所致之眩晕，如坐舟中，脑中鸣响，耳内虫鸣，时断时续，听力减退，目花昏倦，闭不欲睁，心悸气怯，或唇舌麻木，筋肉颤动，脉沉细或弦劲，或虚大不等，舌红不华。

加减：心神不安者，鳖甲改用龙齿，加淮小麦 30g；服后大便不实，胃纳稍钝者，可用谷芽 100g 煎汤，代水煎药，或暂去地黄，改用山药、玉竹各 15g。

按：头晕不离乎内风，内风又有热风、虚风、寒风之异，而以虚风最多。盖肾主藏精，凡营养失调，情欲不节，用脑过度，睡眠不足等，皆可损伤肾精，肾水不足，肝木失涵，导致肝阴不足，阴虚不能维阳，则肝阳偏亢，化为内风，则眩晕心悸、耳聋目花诸症迭见矣。故须用静药填阴，介属潜阳，务使阴平阳秘，内风始平。清代吴鞠通吸取明清医家之经验，创立三甲复脉汤，大、小定风珠等育阴潜阳之方，有功医门不少，唯大定风珠既不用人参，已是智者一失，又用鸡子黄之腻滞，遂为王孟英、叶子雨所訾议。现将此方加减，仍用人参益气补脾而去鸡子黄之腻滞，加石决明以潜肝阳，去方中火麻仁，不使滑大肠，易以枣仁之安心神。五味子虽有酸敛真气之用，然不若用山茱萸之大补肝阴。清代张锡纯说此药能收敛元气，振作精神，固涩滑脱。如此化裁，此方滋腻之性减而益气安神之力强矣。若胃气不强之人用大量谷芽煎汤，代水煎药，则可助其运化也。

4. 加味真武汤（何炎燊方）

组成：附子 18g，茯苓 25g，白术 25g，白芍 15g，生姜 10g，天麻 15g，大枣 20g。

功效：温肾阳，祛痰饮，止眩晕。

主治：阳虚水气上逆之眩晕，症见眩晕，身振摇欲倒，呕恶，出冷汗，恶寒，形浮，口淡，舌白滑。

加减：气虚甚者，加人参 10g，即合附子汤义；面浮足肿，小便不利者，加桂枝 10g，猪苓 15g，泽泻 15g，即合五苓散义；腹痛，肠鸣，大便溏薄者，去白芍，加干姜 10g、炙甘草 6g，即合四逆汤义。

按：古称真武乃北方镇水之神，故清代徐灵胎将真武汤之效能概括为“镇伏肾水，挽回阳气”八字。眩晕由于患者素禀虚寒，水泛上逆，用之最宜。经云“诸风掉眩，皆属于肝”，故此等病之本虽在肾，而其标则在肝，所谓“肾阳式微，阴风萌动”是也。我每加入天麻平肝以熄风，加大枣培土以荣木，疗效更好。若膀胱气化失职，水饮不下行而上逆为眩晕，必须合用五苓散以通阳行水。

5. 天麻健脑方 / 天麻健脑颗粒（宁为民方）

组成：法半夏 9g，白术 10g，天麻 10g，钩藤 10g，红景天 6g，茯苓 15g，泽泻 10g，石菖蒲 10g。

功效：健脾化痰，熄风通络。

主治：风痰上扰所致的头晕、头痛、失眠；风痰上扰型中风所致的肢体麻木、瘫痪等。

按：本方为东莞市中医院脑病科宁为民主任中医师的经验方。临床上主要以中药汤剂的形式服务于广大患者。宁教授根据多年的临床经验，认为风痰上扰是大多数脑病（特别是眩晕）的重要发病机制。“诸风掉眩，皆属于肝”，故内风多责之于肝。“见肝之病，知肝传脾”，脾乃土脏，为生痰之源，故肝风为病，往往与痰相关。风痰上扰脑窍，则出现头晕、头痛、失眠、中风等症。针对风痰上扰的病机，宁教授提出以健脾化痰，熄风通络为主要治疗法则，拟定天麻健脑方。该方以清代医家程钟龄治疗眩晕之半夏白术天麻汤为基础，调整白术、法半夏、茯苓用量，去橘红、甘草、生姜、大枣，增加钩藤、石菖蒲、泽泻、红景天化裁而成。宁教授根据多年的临床经验，并结合古今文献研究，认为眩晕的发生与情志内伤、饮食不节、年高体虚、跌仆外伤、地域及气候因素等相关。认为眩晕病机以风痰上扰为主，痰湿多贯穿于疾病全过程，病位在脑，病变脏腑与肝、脾、肾相关。

宁教授认为，随着生活水平的提高，人们嗜食肥甘厚腻而缺少运动，又或工作、生活压力增大，忧思劳倦，伤及于脾，致脾阳不振，健运失司，水谷不化，湿浊内生，积聚成痰。特殊的地域及气候因素影响，也会导致东莞地区的人们体质偏于痰湿。广东省地处长江以南，东南环海，湖泊众多，气候温暖潮湿。东莞市更有“水乡”之称。外湿之邪侵犯人体，阻遏气机，致脾主运化功能失调，内生痰湿。另外，当今社会生活节奏加快，人们工作压力大，易忧郁恼怒，怒则气上，气机逆乱，上亢之风阳夹痰而起，使脑神被扰，清窍被蒙，出现头晕欲仆，失眠，头痛，甚至中风等症，故认为风痰上扰为眩晕的主要病机。宁教授通过大量的临床实践总结，认为风痰不只是眩晕的致病因素，还可导致头痛、失眠、中风等证候。正如明代李梴在《医学入门》中说："动于肝，多眩晕头风，眼目瞤动昏涩，耳轮瘙痒，胁肋胀痛，左瘫右痪，麻木蜷破奇证，名曰风痰。"说明风痰上扰，容易出现多种脑病症状。它们虽证候不同，但病位均在脑。脑为清灵之脏，为诸阳之首，位高气清，为真气之所聚，不容犯邪，如脑窍受风痰之邪所扰，则可导致头晕、失眠、头痛、中风等。

特色疗法

子午流注脏腑服药法

子午流注脏腑服药法，是在子午流注学说和脏腑阴阳辨证学说的指导下，根据人体脏腑气血运行节律，把握核心病机，认准特定的经络脏腑，选择最佳服药时间，以提高临床疗效的治疗方法。子午流注脏腑服药法主要在岭南地区的广东省东莞市中医院得以传承和发扬。东莞市中医院何世东教授继承了前辈的学术思想，并在东莞市中医院广泛应用，系统总结子午流注脏腑服药法的精髓，并以"师带徒"模式传授给弟子宁为民等。对于眩晕病的治疗，他也总结出一套行之有效的服药法。

眩晕辨证，即按照脏腑辨证原则，找出眩晕辨证属哪个脏腑，该脏腑在子午流注中属何经络、经络所属时辰，从而在该时辰服用中药，实证者宜在前半个时辰服用，虚证者宜在后半个时辰服用。

眩晕辨证以虚实夹杂多见，其中临床最常见的证型为肾水不足而水不涵木，导致风阳上扰，以及脾胃气虚、运化不足导致痰湿中阻、清阳不升及瘀血内阻。这时，根据患者本虚标实的情况，可以选择相应的服药法。比如脾经之气血盛于巳时，衰于亥时，治当于其经衰时补其不足。因此，对于脾虚而痰湿中阻证者，选在亥时（21:00—23:00）服药，以健脾益气。又比如瘀血内阻者，心经之气血盛于午时，衰于子时，治当于其经盛时泻其有余。因此，对于瘀血内阻证者，选在午时（11:00—13:00）服药，以活血化瘀。

五、预防调摄

1. **劳逸结合，调畅情绪**　《素问·阴阳应象大论》中有述："怒伤肝，喜伤心，思伤恐，忧伤肺，恐伤肾。"人的情志变化与中医肝的生理和病理密切相关。着急、恼怒、紧张、恐惧、焦虑等均不利于疾病的康复，甚至会成为疾病复发的诱因。眩晕较重，心烦焦虑者，休养空间宜安静，平时听舒缓音乐，减轻心烦焦虑感。同时，鼓励患者积极面对疾病。根据自身不同证型选择不同的音乐，如肝火亢盛者，可推荐商调音乐，有良好的制约愤怒及稳定血压的作用，如《江河水》等；如阴虚阳亢者，可推荐羽调音乐，其柔和、清润的特点，可助滋阴潜阳，如《二泉映月》《月光奏明曲》等。

2. **注意饮食调养**　一般说来，饮食宜清淡、富有营养，可常食用鱼、肉、蛋、蔬菜、水果等食物，以及对肝脏有利的食材，如石决明粥、夏枯草瘦肉粥、天麻鱼头汤等；而肥腻辛辣之品（如肥肉、烟、酒、辣椒、胡椒等）容易助热、耗气，不宜多食。

中医根据辨证论治，同时根据患者的不同体质和病因，提供以下几种食疗仅供参考。

（1）气血亏虚型眩晕

食疗原则：补益心脾。

食疗食物：大枣、茯苓、人参、山药、鳝鱼、鸡肉、猪肚、龙眼肉、莲子等。

食疗食谱：人参桂圆汤。

（2）痰湿中阻型眩晕

食疗原则：燥湿祛痰，健脾和胃。

食疗食物：茯苓、陈皮、萝卜、海带、紫菜、荸荠、砂仁、玉米须、薏苡仁等。

食疗食谱：海带粥。

（3）肝阳上亢型眩晕

食疗原则：平肝潜阳。

食疗食物：菊花、旱芹等。

食疗食谱：菊花苗粥。

（4）肾精亏虚型眩晕

食疗原则：补肾益精。

食疗食物：枸杞子、甲鱼、淡菜、松子、桑葚、山药、海参、核桃仁、黑芝麻等。

食疗食谱：枸杞炖鸡。

3. 加强锻炼，增强体质　患者宜注意加强锻炼，并根据身体情况制订合适的锻炼方案，持之以恒，循序渐进，从而达到增强体质、提高抗病能力的目的。一般来说，患者的锻炼方式可选择跑步、散步、打球、舞剑、太极拳、八段锦等。对于高血压的患者，可以选择降压操；对于前庭性眩晕的患者，前庭康复操也是不错的选择，每周3~5次，每次20~30分钟为宜。锻炼一定要量力而行，以活动后不感到疲倦为宜。

4. 家庭自我中医保健

（1）中医推拿在治疗眩晕方面具有很好的效果。①揉太阳穴：用两拇指指腹以中等力度顺时针揉50次，再逆时针揉50次，以局部有酸胀发热感为度。②拿五经：五指张开呈爪形，以指尖为着力点，从前发际沿五条线有力均匀地点按至后发际止，做10~20次，以感到头皮发热效果最佳，亦可用木梳由前向后梳理至发热。③揉风池：以双拇指指尖着力，深沉缓慢地揉按2分钟，以局部透热酸胀为度。④捏拉耳朵：双手握空拳，以拇、食二指捏住耳轮（食指在前，拇指在后），从上到下捏耳轮，捏至耳垂，先进行揉捏20~30次，再着力向外下扯5~10次，反复10~20次，至耳朵发热，具有降压、保健作用。⑤摩腹：以右手掌面贴于脐周，左手掌按于右手背，加强力量，以脐为中心，顺时针缓慢均匀摩腹5分钟，以内腹有热感为度。此法可培肾固本，理气健脾。⑥揉擦涌泉穴：先以拇指深透揉穴2分钟，再以手小鱼际尺侧缘来回擦该穴，以达到透热为佳。

（2）耳穴压豆。穴位按摩是指刺激人体特定穴位，激发人的经络之气，以达到通经活络、活血化瘀、祛邪扶正的目的。可选择百会、风池、头维、太阳、印堂等穴位，每次20分钟，每晚睡前贴压1次。

（3）中药泡茶。若出现头晕胀痛、面红耳赤、烦躁易怒、耳鸣、口苦、便秘等肝火上炎的表现，可服用菊槐茶（菊花10g、槐花10g、绿茶3g）；若出现头晕，伴腰膝酸软等肝肾不足的表现，可服用桑寄生茶（桑寄生30g、夏枯草15g）；若出现头晕头痛、困倦乏力、脘腹胀满等痰湿中阻的表现，可服用祛痰湿茶（白术、半夏、陈皮、茯苓、天麻各5g）；若出现头晕目眩、神疲气短、乏力等气虚的表现，可服用益气茶（黄芪、党参、陈皮各5g）。

（4）中药足浴。主要借助沐足泡洗时药液的温热之力及药物本身的功效，对足部经络穴位的刺激及局部皮肤透皮的吸收作用起效。中药足浴需要保持水平面高于踝关节，水温以 38~45℃为宜，其间可适当加温水以保持水温，使后背微微渗汗即可，不宜大汗淋漓。足浴的时间控制在 15~20 分钟，饭前或饭后 30 分钟以内，或过饥、过饱状态下，均不适合足浴。若出现头晕症状加重，应暂停足浴并平卧休息。东莞市中医院特制宁心沐足方（川芎粉 20g、桂枝粉 30g、毛冬青 30g），可以调达气血，宁心止晕。

（5）中药药枕。东莞市中医院特制安神健脑枕（竹茹 50g、旋覆花 80g、菊花 10g、广藿香 30g、石菖蒲 30g、檀香 10g，装入布袋制成枕芯），枕于头部，通过药物发散的作用，以达到安神助眠、行气止晕的功效。

第四章　头痛（偏头痛）

一、概　　述

偏头痛是一种以反复发作的单侧或双侧头痛为特征的疾病，常伴有恶心、呕吐、畏光、畏声等症状。中医将其归于“头痛”“头风”“偏头风”等范畴，认为其与脏腑功能失调、气血运行不畅、外邪侵袭等因素有关。头为诸阳之会、精明之府，脑为髓海，外感六淫，内伤七情，脏腑阴阳气血失调，经络闭塞，以及痰饮血瘀为患，皆可发生头痛。故头痛乃各种疾病中的一种证候，其治法当于各病中求之。此节所谈者，只限于现代医学所称之“偏头痛”等。

二、病因病机

头痛的病因有外感与内伤两端，六淫之邪外袭，上犯颠顶，阻遏清阳，或内伤痰浊、瘀血痹阻经络，壅遏经气，或肝郁化火，阴虚阳亢，上扰清窍，或气虚清阳不升，或血虚脑失养，或肾精不足，髓海失养，皆可导致头痛的发生。病因概括如下。

1. **外感邪气**　外感风、寒、湿、热等邪气未彻底清除，潜伏于体内，尤其是头面部经络或脏腑。

2. **内伤因素**　情志失调、饮食不节、劳倦过度等导致体内气血失调，痰浊、瘀血内生，形成伏邪。

3. **体质因素**　先天体质虚弱，尤其是肝肾阴虚、气血不足者，脑髓失养；岭南地区气候温暖，雨水充足，清淡饮食，造就了当地人特殊的湿重体质，湿气过盛，则积聚中焦，脾胃失运，易生痰湿，壅滞经络，阻遏清阳，不通则痛。

一项数据挖掘研究中总结了岭南名医治疗头痛的证治规律，岭南地区头痛的病位以肝为主，病邪以实为主，证型以肝阳上亢为主，其次为风寒头痛、瘀血头痛、痰湿内阻、风邪上扰、肝火上炎、风热头痛、气滞血瘀、痰瘀互结及痰热互结等。广东省名中医宁为民教授认为，偏头痛的核心病机在于“邪伏脑络”，从伏邪理论的角度来看，头痛的病因病机符合伏邪致病感而后发、反复发作的特点，可分为外感和内伤两大类。

外感头痛，多为外邪上扰清空，壅滞经络，络脉不通。头居高位，“高巅之上，惟风可到”。风为百病之长，风邪致病具有病位偏上的特点，并常兼夹他邪，风伏脑络，日久生变，气血运行失常，往往变生痰瘀等有形之邪，胶着筑成病巢。因此，伏邪致病往往难以根治，迁延不愈，反复发作。

内伤头痛，多与肝、脾、肾三脏功能失调有关。脑为髓海，有赖于肝肾精血和脾胃精微物质的充养，伏邪久留，耗伤气血，导致气血亏虚，清窍失养，引发隐隐作痛、劳累后加重的头痛。伏邪阻滞气血运行，导致瘀血内生，瘀血与伏邪互结，引发头痛如刺、痛处固定。此外，岭南地区偏头痛的病位以肝为主，病邪以实为主。患者多为中年人，工作紧张、睡眠障碍、忧患思虑等均可导致肝气郁结而引发头痛。

三、辨证论治

（一）辨证要点

首先，区分外感和内伤头痛：外感头痛通常起病急骤、疼痛剧烈、病程短，多伴有表证，以实证为主；内伤头痛则起病缓慢、反复发作、病程长，多表现为虚证。其次，根据头痛部位进行辨证，偏头痛也称“偏头风”，常以一侧头痛暴作为特点，痛势剧烈，可连及眼、齿，痛止则如常人，反复发作，经久不愈，多系肝经风火上扰所致。最后，辨头痛性质。

（二）证治分类

1. 风邪入络

【症状】头痛连及项背，呈掣痛样，时有拘急收紧感，常伴恶风畏寒，遇风尤剧，头痛喜裹，口不渴，舌质淡红，苔薄白，脉浮或浮紧。

【治法】祛风通络。

【方药】加减川芎茶调散（古方化裁）。川芎 15g，白芷 10g，防风 10g，细辛 5g，苦丁茶 5g，当归 15g，赤芍 15g，丹参 15g，黄芪 30g。恶心呕吐者，加半夏 10g，姜竹茹 10g；掣痛似者痉，加僵蚕 10g，全蝎 6g；痛而兼晕者，加天麻 15g、钩藤 12g；脑中冷痛，痛连目珠，闭目不欲睁者，加吴茱萸 10g。

川芎白芷散（自拟）。川芎 15g，白芷 15g，天麻 15g，僵蚕 15g，郁金 15g，白芍 15g，甘草 5g。偏热者，加黄芩、栀子；偏寒者，加羌活、防风；偏瘀者，改白芍为赤芍，加丹参、茺蔚子。

中成药：天麻醒脑胶囊。

2. **风痰瘀痹**

【症状】头痛经久不愈，时作时止，遇气候冷热或情志不遂、劳累而发，怕风，疼痛部位固定，甚至恶心呕吐，舌质红，苔白，脉弦细或细滑。

【治法】疏风化痰，祛瘀通络。

【方药】芎芷通络方（广东省名中医宁为民教授经验方）。川芎 10g，白芷 10g，柴胡 15g，细辛 3g，葛根 15g，郁金 10g，石菖蒲 15g，姜僵蚕 10g，薄荷 5g，醋延胡索（元胡）10g。

3. **肝阳上亢**

【症状】头痛且胀，眩晕，口苦咽干，五心烦热，面部烘热，小便黄，大便干，舌质红，苔黄，或红而少苔，脉弦数。

【治法】平肝潜阳，祛风止痛。

【方药】天麻钩藤饮。天麻 15g，钩藤 15g，石决明 15g（先煎），怀牛膝 12g，黄芩 5g，栀子 10g，益母草 15g。肝阳化风，眩晕欲仆者，加珍珠母、白蒺藜；心烦失眠者，加炒枣仁、柏子仁、磁石；若头痛日久，加僵蚕、地龙。

若肝阳平息，以肝肾阴虚呈现，辨证要点为视物模糊，腰膝酸软，神疲乏力，耳鸣失眠，五心烦热，舌红少苔，脉细无力，则治以镇肝熄风汤。

中成药：滋阴健脑片（东莞市中医院院内制剂）。

4. **痰浊内阻**

【症状】头痛昏蒙，胸脘满闷，呕恶痰涎，肢重体倦，纳呆，舌体胖大、有齿痕，苔白腻，脉沉弦或沉滑。

【治法】健脾化痰，降逆止痛。

【方药】天麻健脑方（广东省名中医宁为民教授经验方）。半夏 9g，白术 10g，天麻 10g，茯苓 15g，泽泻 10g，石菖蒲 10g，钩藤 10g，红景天 6g。胸脘痞闷，纳呆呕恶者，加厚朴、藿香、佩兰；兼气虚者，加党参、黄芪；呕吐甚者，加旋覆花、代赭石；痰郁化热，口苦，苔黄腻者，去川芎、苍术，加黄芩、川连、天竺黄。

中成药：天麻健脑颗粒（东莞市中医院院内制剂）。

5. 瘀血阻络

【症状】头痛经久不愈,其痛如刺,固定不移,或头部有外伤史者,面色晦滞,唇色紫黯,舌紫或有瘀斑、瘀点,苔薄白,脉沉细或细涩。

【治法】活血祛瘀,通络止痛。

【方剂】通窍活血汤。桃仁 12g,红花 9g,当归 9g,川芎 12g,赤芍 12g,生地黄 15g,牛膝 15g,柴胡 6g,葛根 30g,地龙 15g。头痛甚者,加全蝎、蜈蚣、白芷、露蜂房;兼寒象者,加桂枝、细辛;健忘失眠者,加石菖蒲、远志、夜交藤;瘀久血虚者,加熟地黄、鸡血藤;气虚者,加黄芪。

针剂:血栓通注射液静滴,每日 1 次。

6. 气血两虚

【症状】头痛,痛势绵绵,时发时止,遇劳加剧,神疲体倦,口淡乏味,面色㿠白,舌质淡,苔白,脉沉细而弱。

【治法】补元气,升清阳。

【方药】益气聪明汤。蔓荆子 15g,黄芪 20g,党参 20g,葛根 15g,白芍 10g,黄柏 10g,升麻 6g,炙甘草 5g。三叉神经痛,脉浮缓,微恶寒者,加羌活 6g,白芷 10g。三叉神经痛,脉弦大,其痛绵绵,有时加剧者,加石决明 20g,蒺藜 15g。

八珍汤。当归 12g,熟地黄 30g,白芍 30g,川芎 12g,党参 30g,白术 15g,黄芪 45g,刺蒺藜 18g,白芷 15g,甘草 6g。血虚重者,加何首乌、阿胶;心悸失眠者,加炒枣仁、柏子仁;两目干涩者,加枸杞子、女贞子以养肝明目。

中成药:归脾丸等。

7. 肝肾亏虚

【症状】头痛,颧红,潮热,盗汗,五心烦热,烦躁失眠,或遗精,舌红而干,少苔或无苔,脉弦细或弦细数。

【治法】滋养肝肾,通窍止痛。

【方药】大补元煎。人参 10g,山药 15g,杜仲 10g,熟地黄 15g,山茱萸 15g,枸杞 10g,女贞子 10g,当归 10g,白芍 15g,龟板 15g,甘草 6g。虚热者,去人参、杜仲,加知母、黄柏;偏寒者,去女贞子、白芍,加肉桂、细辛。

中成药:滋阴健脑片、杞菊地黄丸等。

四、医案解要

(一)何炎燊医案

袁某,女,46岁,1991年11月10日初诊。

【病史】自述患偏头痛病5年,初仅在月经期前,左侧前额、眉棱、目眶、颞颥部有轻微刺痛,约半小时即止,不以为意。嗣后,经前、经后皆痛而日渐加甚。近数月来,每周痛两三次,发作无时,痛时如锥刺,如绳捆,痛甚则目如火燎,面赤汗出,干呕,持续两三个小时。若在工作时痛发,须吞服强力镇痛片多片,始得暂时减轻。因不能提前退休,患者痛苦万状。询其治疗经过,西医诊断有血管神经性头痛、紧张性头痛、三叉神经痛及更年期综合征等。服药打针(药物未详),只能减轻一时。中医处方则有川芎茶调散、九味羌活汤、补中益气汤、杞菊地黄汤及汇集止痛药之杂方等,皆无显效。

【刻下症】心烦意乱,少寐梦多,口苦咽干,尿黄便结等阳热症状,诊其脉如平(此时头痛未发),舌干红,少苔。

《得心集医案》有眉棱骨痛一案,患者百治罔效,其脉如平,谢氏用葛根、石膏、生地黄、石斛、牡丹皮,药仅五味,治之而愈,乃治阳明火上冲之法。此例则痛连颞颥耳背,乃少阳经脉循行部位,须加用清肝胆之药。处方:葛根20g,石膏30g,生地黄25g,石斛15g,牡丹皮15g,羚羊角5g,白芍20g,蒺藜15g,桑叶15g,菊花10g。水煎2次,每日1剂。

【二诊】服药3剂,月经适来,头痛较前大减,乃停药。经后再服2剂,痛减过半,阳热亢盛之证候亦平息,唯胃纳不佳,时有干呕。寒凉之药已服5剂,乃去石膏,易以竹茹,去羚羊角,易以石决明,方义未更,而变辛甘寒为辛甘凉之剂。服之半月,头痛渐止,胃纳亦佳,病已向愈。

【三诊】1992年春节后,因事悲愁恼怒,头痛复发,甚轻,但兼见目眩、心悸、神倦,脉舌如常无变化。治法:益胃气,养胃阴,佐以升清;养肝血,平肝阳,佐以通络。处方:西洋参10g,麦冬15g,石斛15g,玉竹20g,北沙参15g,葛根15g,何首乌15g,桑寄生15g,石决明30g,珍珠母30g,白芍20g,川芎7g,地龙7g。

【治疗效果】每周服一两剂,间歇服食3个月,遂不复痛,随访5年未再发。

【按】偏头痛一症，西医按神经病理分类繁多；中医则按经络循行部位而立法。颜面属足阳明胃经，颞颊属足少阳胆经，而见症则是一派阳热亢盛之象，故用降胃火，清肝胆之法得效。最后则考虑到患者已是更年期，阴气暗亏，且久病体虚，久病入络等因素而立复方，遂获痊愈。

又此病胃胆之火，浮亢于上，而脉不洪、不弦、不数，可知慢性病有不现于脉者，故前人有言“徒恃乎脉，则脉不可凭；徒泥乎脉，则脉更不可凭”也。

（二）宁为民医案

梁某，女，42岁，2024年5月13日初诊。

【病史】反复颞侧胀痛20余年。20岁即患头痛，发时两颞侧胀痛，持续几小时缓解，痛甚则不能上学、工作，每隔一段时间即出现。每因外感或操劳过度、情绪紧张而诱发，近两年发作的频率逐渐增加，平均每周发作一次。多处治疗考虑偏头痛，难以根治，反复出现，十几年来经常以镇痛药对乙酰氨基酚维持。近1周，两颞侧胀痛频繁出现。发时颞侧胀痛，二目有外脱感，出虚汗，头昏欲寐，哈欠频作，甚者伴有恶心、呕吐感。每次持续一天，休息后方缓解。头部CT反复检查未见异常。经亲友推荐，来此就医。

【刻下症】前额胀痛，伴有恶心、呕吐，食纳、二便可，舌质红，苔白腻，脉弦细或细滑。

【诊断】

西医诊断：偏头痛。

中医诊断：头痛，风痰瘀痹阻脑络。

【方药】川芎10g，白芷10g，柴胡15g，细辛3g，葛根15g，石菖蒲15g，郁金10g，醋延胡索10g，姜僵蚕10g，薄荷5g。分次温服，7剂，水煎取药汁300ml。

【二诊】头痛仍有发作，疼痛发作频率、时间、程度均减轻，胃纳可，夜寐差，烦躁，二便调，舌红，苔白，脉弦细或细滑。

处方：守上方，加决明子、龙骨、牡蛎各15g。

【治疗效果】其间坚持按期就诊，中药均守上方加减，现头痛基本消失，已停用镇痛药。

【按】本案患者为中年女性，长期头痛反复发作，每因外感、操劳过度或情绪紧张诱发，可能有外风引动，但长期反复发作，更应考虑为内风，如肝阳化风。

苔腻,脉滑,恶心呕吐,都是痰湿内停的表现。病程20年之久,久病必有瘀,且患者痛有定处,颞侧胀痛,颞侧属于少阳经循行部位,因风痰瘀互结,痹阻脑络,导致气血运行不畅,不通则痛。风痰上扰清窍,故头痛、目脱;痰浊中阻,胃气上逆,则恶心呕吐;久病入络,瘀血内生,则加重痛证。舌脉象支持痰湿内蕴,兼有内热(舌红),脉弦细,提示肝郁气滞,痰瘀互结。初诊以自拟经验方"芎芷通络方",川芎乃血中气药,能上行头目,既可活血化瘀,又可祛风止痛,为治头痛之要药。白芷上行头目、祛风止痛,共为君药。细辛祛风止痛,薄荷疏风止痛,僵蚕搜风解痉祛痰,共为臣药;柴胡、郁金疏肝理气止痛,延胡索活血化瘀止痛,石菖蒲豁痰开窍、安神定志止痛,共为佐药;葛根解痉止痛,引药上行,为使药。全方气血同调,多经共治,使内伏之邪从内而外逐经而出。二诊时,头痛发作频率减少,程度减轻,但目涩、夜寐差、烦躁,故加决明子、龙骨、牡蛎以平肝潜阳、安神定志。经守方加减治疗,患者头痛基本消失,停用镇痛药,疗效显著。

针对风痰瘀阻的病机,以疏风化痰、通络止痛为主,兼顾调和肝脾、安神定志,终获良效。治疗头痛时,还需注意痰浊、湿浊本为阴邪,遇温则化,故当以温治湿;但岭南人不耐受温性药物,若组方用药过于温热,反而容易加重肝火,灼烧肺脾阴津。此外,还应注重柔肝、疏肝以调理气机,气顺则血行流利。

名家验方

1. 新加葛斛石膏汤

组成:葛根15g,石斛15g,石膏30g,生地黄15g,牡丹皮10g,焦栀皮10g,苦丁茶6g,荷叶边5g,夏枯草12g。

功效:清火,解郁,凉血。

主治:阳明少阳两经郁火,头痛,以眉棱骨及额角为甚,或兼面红目赤,额筋拘掣,舌红苔黄,脉如平人。

加减:胃火炽盛伤津,口干渴,舌燥者,加麦冬12g,天花粉12g。肝火炽盛,头痛昏眩欲倒,额角青筋暴现,心烦恼怒者,加羚羊角5g,钩藤10g。

按:为国家级名中医何炎燊方。《得心集医案》载一患者,头痛绵绵半载,但仍可工作,偶食辣椒炒鸡两块,即头痛如破,神昏气喘,不能稍动,脉如平人,不疾不徐,唯眉棱骨内痛如刀刺,天明痛发,至午加剧,至夜如失。谢氏先用熄风和阳之药，继进清肝凉血之药，皆不效，后思眉棱骨属阳明经，改用葛根、石斛、石膏、生地黄、牡丹皮仅五味药，服之即愈。我用其法治神经性头痛，以前额为甚者亦效，然而多数患者的头痛部位不仅在眉棱骨，多连及太阳穴及额角者，乃少阳经脉循行部位。单用此方，治不及少阳也。叶天士治少阳郁火头痛，善用焦栀皮、荷叶边、夏枯草、苦丁茶等轻扬散火解郁之品，余常用之取效，乃将两法合而为一，两清少阳阳明，治胃及肝胆火上升之头痛甚宜。

2. 益阴聪明汤

组成：升麻 3g，葛根 10g，白芍 15g，甘草 5g，蔓荆子 6g，蒺藜 15g，天冬 15g，生地黄 15g，女贞子 15g，何首乌 12g，玉竹 18g。

功效：滋肝肾，清头目。

主治：神经血管性头痛，平素烦劳操持，致肝肾阴亏，头痛似晕，目花耳鸣，咽干口燥，精神紧张时更甚。

加减：脉弦劲，面赤烘热，筋肉惕动者，去升麻、蔓荆子，加龟板 25g，石决明 25g，以潜镇浮阳。心烦易怒，少寐梦多，口苦舌辣者，去何首乌，加牡丹皮、竹叶卷心以清心肝之火。

按：为国家级名中医何炎燊方。历年所诊治之头痛属虚者，气虚阴虚约各占其半，而随人之体质而异。同一烦劳操持，有伤及中气者，如李东垣所称之劳倦内伤，必损脾胃；有伤及真阴者，如《黄帝内经》所云："阳气者，烦劳则张，精绝。"故临证当明审细察，不可偏执。此方乃我于 20 世纪 50 年代所订，即变益气聪明汤为益阴聪明汤，以治阴虚头痛。取益气聪明中之升麻、葛根、白芍、甘草、蔓荆子五者，不取人参、黄芪益气，而用生地黄、天冬、女贞子滋肾水，何首乌、玉竹、蒺藜养肝阴也。有人问，既是阴虚，何以又用升麻、葛根、蔓荆子等药，不虑其升散劫阴乎？其实此三药用量不大，为佐使之品，有升清气、醒头目之用而无伤阴之弊。经现代医学证明，葛根所含之黄酮，能增加脑血管之血流量，降低脑血管阻力，不论外感、内伤之头痛，皆有较好疗效；至于蔓荆子，薛生白《湿热条辨》第二十条记载，治湿热时证，营液大亏，厥阴风火上升，头痛不止者，用之与羚羊角、玄参、生地黄、女贞子等药配伍。由此可见,医者处方,应着重于君、臣、佐、使药之灵活配伍,不能固执也。

3. 加减川芎茶调散

组成:川芎 15g,白芷 10g,防风 10g,细辛 5g,苦丁茶 5g,当归 15g,赤芍 15g,丹参 15g,黄芪 30g。

功效:补气祛风,活血祛瘀。

主治:神经血管性头痛,三叉神经痛,或偏头痛或正头痛,或胀痛,或刺痛,经久不愈,过劳或情志过度则发,脉多弦,亦有沉涩者,舌暗红,或舌边有紫斑,或舌下脉络色紫而淡。

加减:恶心呕吐者,加半夏 10g,姜竹茹 10g。掣痛似痉者,加僵蚕 10g,全蝎 6g。痛而兼晕者,加天麻 15g,钩藤 12g。脑中冷痛,痛连目珠,闭目不欲睁者,加吴茱萸 10g。

按:为国家级名中医何炎燊方。久痛入络,尤以头痛为然。头为诸阳之会,久病则清阳流布不足,血流不畅,脉络瘀塞。《局方》川芎茶调散乃治疗偏、正头风之通用方,以疏风为主,今借其方而以活血祛瘀为主,以祛风为次,故去方中之荆芥、薄荷,加入当归、赤芍、丹参活血也,重用黄芪补气固表,同防风、细辛则增其上行祛风之力,同川芎、当归、牡丹皮、白芍则助其行血活血之能,以气为血帅故也。

4. 正天丸

组成:钩藤、白芍、川芎、当归、地黄、白芷、防风、羌活、桃仁、红花、细辛、独活、麻黄、附片、鸡血藤。

功效:疏风活血,养血平肝,通络止痛。

主治:外感风邪、瘀血阻络、血虚失养、肝阳上亢引起的多种头痛,如偏头痛、紧张性头痛、神经性头痛、颈椎病型头痛及经前头痛等。

加减:根据不同证型,可适当调整药物用量或加入相应药物以增强疗效。例如,对于肝阳上亢症状明显者,可适当增加钩藤、白芍的用量,以加强平肝熄风之效;对于瘀血阻络症状严重者,可加大桃仁、红花的用量,以增强活血化瘀之力。

按:为国家级名中医陈宝田方。正天丸乃陈宝田教授匠心独运之作,其深谙中医头痛治疗之精髓。头痛一症,病因复杂,或外感风邪,或内伤诸疾,或瘀血阻络,或血虚失养,或肝阳上亢,种种不一。正天丸集祛风、活血、养血、平肝、通络等多法于一方,实乃治疗头痛之良剂。方中钩藤、白芍相伍,平肝熄风,专治肝阳上亢之头痛;川芎、当归、红花、桃仁活血化瘀,通则不痛,针对瘀血阻络之证;防风、羌活、细辛、独活祛风止痛,善治外感风邪所致头痛;鸡血藤养血活血,与当归相须为用,共奏养血止痛之功;麻黄、附片温经散寒,助阳通络,对寒邪凝滞之头痛尤为适宜;生地黄滋阴养血,顾护正气,使攻邪而不伤正。诸药合用,共奏疏风活血,养血平肝,通络止痛之妙用。

5. 芎芷通络方

组成:川芎 10g,白芷 10g,柴胡 15g,细辛 3g,葛根 15g,郁金 10g,石菖蒲 15g,姜僵蚕 10g,薄荷 5g,醋延胡索 10g。

功效:疏风化痰,温经活血通络。

主治:风痰瘀痹阻脑络之偏头痛、紧张型头痛、神经性头痛及经期头痛等,头痛,头晕,怕风,甚至恶心、呕吐,舌红苔白,脉弦细或细滑。

按:为广东省名中医宁为民方。外邪首犯肌腠,继而延及脑络,易入而难出,“邪之来路,即邪之出路”,因势利导,治以透散邪气为要。治疗上紧扣“风、痰、瘀”三种致病因素,以开郁透邪为法,认为邪伏于内,当从内而外地使邪逐经透出,重视引经药的应用,让邪之出路更为顺畅。故自拟“芎芷通络方”,在临床实践中疗效显著。方中以川芎和白芷为君药,川芎性味辛温,能上行头目,祛风止痛,活血化瘀,尤擅治疗少阳经和厥阴经头痛;白芷辛温芳香,祛风散寒胜湿,主治阳明经头面疾患。二者合用,共奏祛风透邪,活血化痰通络之效,切中头痛病机。柴胡为臣药之一,归肝、胆经,疏肝解郁,透达少阳之邪,与川芎配伍,可以增强行气活血止痛之效;葛根解肌透邪、生津通络,与柴胡相配,以疏畅气机;姜僵蚕熄风止痉、化痰散结,与川芎、白芷相配,以增强祛风化痰通络之力;醋延胡索行气活血,专治诸痛。四者共助君药透邪外出。郁金、石菖蒲为佐药,活血行气,化痰开窍,安神定志;细辛祛风散寒,通窍止痛,尤擅治疗少阴经头痛。薄荷为使药,疏散风热、清利头目,并制约方中温燥之性,引药上行。全方共奏祛风化痰,活血通络,止痛安神之效。

特色疗法

1. 针灸治疗

针灸对本病的治疗零散地记载于历代针灸医著中,《灵枢》云:"厥头痛,头痛甚,耳前后脉涌有热,泻出其血,后取足少阳。"《类经·刺头痛》曰:"头脉痛者,痛在皮肉血脉之间也,心悲喜泣者,气逆在肝也。"《扁鹊心书》曰:"偏头痛或左或右,痛连两日及齿,灸脑空穴二十一壮,再灸目窗穴二十一壮,左痛灸右,右痛灸左。"针刺刺激,有镇痛(促进内啡肽释放)、调节血管舒缩功能、改善脑血流的作用。通过疏通少阳经(胆经、三焦经)及太阳经,调和气血,可以达到止痛的效果。选穴以主穴"风池(祛风)、太阳(局部止痛)、合谷(通经)、太冲(平肝)"为主。根据肝阳上亢、痰湿阻滞、气血不足等证型配穴,肝阳上亢者加行间,痰湿者加丰隆,血虚者加足三里。

头针疗法:头针是以大脑皮质的功能定位理论作为其取穴定位的主要依据,针刺头部的特定区域,头皮及皮下感受结构受到刺激后,发出神经冲动,引起该区兴奋并在皮层扩散,调整神经,使脑血管的紧张度降低,血充盈及供氧量增加,从而达到止痛的目的。选颞前线(额角至悬厘)、顶颞后斜线(百会至曲鬓),用 0.25mm×40mm 毫针,与头皮呈 15° 角快速进针,刺入帽状腱膜下层。捻转 200 次 / 分钟,留针 30 分钟。

2. 刮痧

刮痧体现"以通为用"迅速改善偏头痛的经络瘀堵状态,操作时需结合辨证要点,灵活调整刮拭部位与力度,方能效如桴鼓。从头痛患侧前发际开始,由前至后刮至风池,由太阳起,沿悬厘、率谷、浮白向后刮,从百会向下刮至天柱,隔日 1 次。刮痧后饮温姜枣茶以助驱寒,避风寒 4 小时。

痧象观察：出痧鲜红色者为热证，紫黑色者为寒凝血瘀证。6~8 小时后方可沐浴。

3. 高压氧治疗

相关研究表明，高压氧联合氟桂利嗪是治疗偏头痛的理想方法。高压氧下血氧量增加，血氧分压值提高，能有效改善脑末梢小动脉的缺氧状态，防止脑血管痉挛，对抗偏头痛时的血管壁水肿，降低颅内压，达到迅速止痛的效果。高压氧可能抑制血小板大量释放 5- 羟色胺，从而纠正了自主神经系统紊乱，因此可以预防偏头痛的发作。

4. 子午流注开天门手法

子午流注称时支子午流注，即气血循环流注，也称纳支法，是根据每日气血输注十二经的地支时辰、某病证的虚实，配合五行之间相生相克取穴治病的方法，出自《黄帝内经》和《难经》。开天门治疗是我国传统的推拿治疗方法之一，遵循"穴位所在、主治所在"的原则，采取局部取穴的方式干预疾病，可以疏通经络气血，调节和恢复人体脏血，具有操作方式简单、无依赖性、副作用少的优点。结合子午流注理论，对患者进行开天门治疗，有效减少了患者头痛发作频次，减轻了头痛程度，缩短了头痛持续时间。如对于肝阳上亢型偏头痛患者，根据调和阴阳、补虚泻实的原则，肝阳上亢属实证，实者泄其子，肝属木，木生火，火为土之子，心属火，按照子午流注理论，推算对应时辰为 11:00—13:00，即午时。具体操作为，患者取仰卧位，术者面向患者头部进行穴位按摩。开天门操作流程如下。①推上星：从印堂到上星，用拇指推拿 36 次。②推头维：从印堂到头维，用拇指推拿 36 次。③抹眉：从攒竹到丝竹空，用拇指推拿 36 次。④梳理太阳经：分开交替梳推头额 10~20 次，用双手指端进行。⑤叩击印堂：用中指弯曲的指腹在印堂上轻叩 36 次。⑥叩击百会：用中指弯曲的指腹在百会上轻叩 36 次。⑦揉太阳：按顺、逆时针各揉 5~10 次。⑧轻轻拍打头部：双手十指交叉，顺序为前额到左太阳，再回到前额；右太阳再到前额，再回到额顶，轻轻拍打 3 分钟。⑨收功：按压双侧风池及肩井各 5~10 次，按摩治疗时间为每次 20~30 分钟。

五、预防调摄

(一)生活起居管理:规避诱因,稳定神经功能

规律作息,保障睡眠,固定生物钟,睡前避免屏幕蓝光(手机、电脑)刺激,可尝试冥想、轻音乐助眠。若夜间频繁头痛,可尝试睡前少量进食(如全麦饼干),避免低血糖而诱发头痛。

(二)饮食管理:识别并远离“危险食物”

1. **常见诱因食物**　含酪胺(奶酪、腌制品)、亚硝酸盐(加工肉)、人工甜味剂(阿斯巴甜)、酒精(尤其是红酒)、巧克力、味精等。咖啡因是一把“双刃剑”:摄入少量咖啡因可能缓解头痛(如发作时喝一杯黑咖啡),但长期过量摄入会诱发反跳性头痛。

2. **多吃含镁食物**　偏头痛发作与人体缺少微量元素镁有关,如多吃核桃、花生、大豆、海带、橘子、杏仁、杂粮和各种绿叶蔬菜等,对缓解偏头痛有一定作用。

(三)压力管理:学会“慢下来”

1. **日常减压**　每天10分钟深呼吸练习(4-7-8呼吸法:吸气4秒,屏息7秒,呼气8秒)。

2. **避免过度劳累**　采用“番茄工作法”(工作25分钟休息5分钟),避免长时间处于紧张状态。

3. **建立头痛日记**　记录发作时间、持续时间、诱因(如食物、月经周期、天气变化)、症状及用药效果,帮助识别个人规律。

(四)家庭自我中医保健

1. **梳摩痛点**　将双手十指指尖放在头部最痛的地方,像梳头那样进行轻度地快速梳摩,每次梳摩100个来回,每天早、中、晚饭前各做1次,便可达到止痛目的。

2. **揉太阳穴**　常揉太阳穴,不仅能够加快局部血液循环,健脑提神,消除疲劳,而且对偏头痛有一定疗效。具体方法:每天清晨醒后和晚上临睡前,用双手中指按住太阳穴转圈揉动,先顺揉7~8圈,再倒揉7~8圈,这样连续反复做几次,偏头痛可大为减轻。

3. **中药塞鼻**　取川芎、白芷、炙远志各15g焙干,再加冰片7g,共研成细

末后装瓶备用。治疗偏头痛时,可用纱布包少许药末塞入鼻孔,右侧头痛塞左鼻,左侧头痛塞右鼻,一般塞后 15 分钟左右便可止痛。

4. **热水浸手**　偏头痛发作时,可将双手浸没于一盆热水中,水温以手入水后能忍受住为宜,坚持浸泡半小时左右,便可使手部血管扩张,脑部血液量相应减少,从而使偏头痛逐渐减轻。

5. **饮浓薄荷茶**　取干薄荷叶 15g 放入茶杯内,用沸水冲泡 5 分钟后服用,早晚各服 1 次。

第五章　颤证（帕金森病）

一、概　　述

颤证的主要症状为头部或肢体不自主地颤动，其颤动可表现为持续性或间歇性，程度轻重不一。轻者仅表现为手部或头部轻微的颤抖，不影响日常生活；重者则全身颤动，难以站立、行走或持物，甚则肢节拘急，失去生活自理能力。部分患者还可能伴有头晕、目眩、耳鸣、失眠、健忘、腰膝酸软、肢体麻木、疼痛等症状。本病又称"振掉""颤振""震颤"。

中医对颤证的认识由来已久，早在《黄帝内经》中就有相关记载，如《素问·至真要大论》中提到"诸风掉眩，皆属于肝"，其中"掉"指肢体动摇震颤，表明当时已认识到颤证与肝脏密切相关。《素问·脉要精微论》有"骨者，髓之府，不能久立，行则振掉，骨将惫矣"之论。《素问·五常政大论》又有"其病摇动""掉眩巅疾""掉振鼓栗"等描述，阐述了本病以肢体摇动为其主要症状，属风象，与肝、肾有关，为后世对颤证的认识奠定了基础。明代楼英《医学纲目·颤振》说："颤，摇也；振，动也。风火相乘，动摇之象，比之瘛疭，其势为缓。"还指出，"风颤者，以风入于肝脏经络，上气不守正位，故使头招面摇，手足颤掉也"，"此证多由风热相合，亦有风寒所中者，亦有风夹湿痰者，治各不同也"。王肯堂《证治准绳·颤振》进而指出，"此病壮年鲜有，中年以后乃有之，老年尤多。夫老年阴血不足，少水不能制盛火，极为难治"，"病之轻者，或可用补金平木、清痰调气之法，在人自斟酌之。中风手足弹拽，星附散、独活散、金牙酒，无热者宜之；摧肝丸，镇火平肝，消痰定颤，有热者宜之；气虚而振，参术汤补之；心虚而振，补心丸养之；夹痰，导痰汤加竹沥；老人战振，宜定振丸"，中肯地论述了本病的发病特点、预后和治疗。孙一奎《赤水玄珠·颤振门》又提出气虚、血虚均可引起颤证，治法为"气虚颤振，用参术汤"，"血虚而振，用秘方定心丸"。此外，又指出"木火上盛，肾阴不充，下虚上实，实为痰火，虚则肾亏"。治法宜"清上补下"。至今上述治法仍有临床价值。迨至清代，张璐

《张氏医通·颤振》在系统总结前人经验的基础上,结合临床实践,对颤证的病因病机、辨证治疗及其预后有了较全面的阐述,认为本病多由风、火、痰、瘀、虚所致,并载列相应的治疗方药十余首,使本病的理法方药认识日趋充实。

根据本病的临床表现,现代医学中的帕金森综合征、特发性震颤、小脑性震颤、药物性震颤、肝豆状核变性及甲状腺功能亢进症等疾病,虽然这些疾病的病因和发病机制有所不同,但在临床表现上都具有颤证临床特征的锥体外系疾病和某些代谢性疾病,均可参照本节进行辨证论治。

二、病因病机

(一)病因

1. **年老体虚**　中年以后,脾胃渐损,肝肾亏虚,精气暗衰,筋脉失养;或禀赋不足,肾精虚损,脏气失调;或罹患沉疴,久病体弱,脏腑功能紊乱,气血阴阳不足,筋脉失养,虚风内动。

2. **情志失调**　情志失调,郁怒忧思太过,脏腑气机失于调畅。郁怒伤肝,肝气郁结不畅,气滞而血瘀,筋脉失养;或肝郁化火生风,风阳暴张,窜经入络,扰动筋脉;思虑太过,则损伤心脾,气血化源不足,筋脉失养;或因脾虚不运,津液失于输布,而聚湿生痰,痰浊流窜经络,扰动筋脉。

3. **饮食不节**　恣食膏粱厚味或嗜酒成癖,损伤脾胃,聚湿生痰,痰浊阻滞经络而动风;或滋生内热,痰热互结,壅阻经脉而动风;或因饥饱无常,过食生冷,损伤脾胃,气血生化乏源,致使筋脉失养,发为颤证。

4. **劳逸失度**　行役劳苦,动作不休,使肌肉筋膜损伤疲极;或房事劳欲太过,肝肾亏虚,阴血暗损,虚风内动;或贪逸少动,使气缓脾滞而气血日减,筋脉失于调畅而不得任持自主,发为颤证。

5. **久病体虚**　某些慢性疾病长期不愈,如中风、痹证、消渴等,耗伤气血津液,导致脏腑功能失调,气血不足则筋脉失养,阴虚火旺则虚风内动,均可引发颤证。

(二)病机

颤证病在筋脉,与肝、肾、脾等脏关系密切。上述各种原因,导致气血阴精亏虚,不能濡养筋脉;或痰浊、瘀血壅阻经脉,气血运行不畅,筋脉失养;或热甚动风,扰动筋脉,导致肢体拘急颤动。

本病的基本病机为肝风内动,筋脉失养。“肝主身之筋膜”,为风木之脏,肝风内动,筋脉不能任持自主,随风而动,牵动肢体及头颈颤抖摇动。其中又有肝阳化风、血虚生风、阴虚风动、瘀血生风及痰热动风等不同病机。

肝肾乙癸同源,若水不涵木,肝肾交亏,肾虚髓减,脑髓不充,下虚则高摇。若脾胃受损,痰湿内生,土不栽木,亦可致风木内动。

本病的病理性质总属本虚标实。本为气血、阴阳亏虚,其中以阴津精血亏虚为主;标为风、火、痰、瘀为患。标本之间密切联系,风、火、痰、瘀可因虚而生,诸邪又进一步耗伤阴津气血。风、火、痰、瘀之间也相互联系,甚至可以互相转化,如阴虚、气虚可转为阳虚,气滞、痰湿也可化热等。颤证日久,可导致气血不足,络脉瘀阻,出现肢体僵硬、动作迟滞乏力的现象。

颤证的病理因素为风、火、痰、瘀。风以阴虚生风为主,也有阳亢风动或痰热化风者。痰或因脾虚不能运化水湿而成,或由热邪煎熬津液所致。痰邪多与肝风或热邪兼夹为患,闭阻气机,致使肌肉筋脉失养,或化热生风而致颤。火有实火、虚火之分。虚火为阴虚生热化火,实火为五志过极化火,火热耗灼阴津,扰动经脉不宁。久病多瘀,瘀血常与痰浊并病,阻滞经脉,影响气血运行,致筋脉肌肉失养而发为颤证。

三、辨证论治

(一)诊断依据

1. 头部及肢体颤抖、摇动,不能自制,甚者颤动不止,四肢强急。

2. 常伴动作笨拙,活动减少,多汗流涎,语言缓慢不清,烦躁不寐,神识呆滞等症状。

3. 多发生于中老年人,一般呈隐袭起病,逐渐加重,不能自行缓解。部分患者发病与情志有关,或继发于脑部病变。

(二)病证鉴别

颤证与瘛疭的鉴别:瘛疭即抽搐,多见于急性热病或某些慢性疾病急性发作,抽搐多呈持续性,有时伴短阵性间歇,手足屈伸牵引,弛纵交替,部分患者可有发热、两目上视、神昏等症状;颤证是呈慢性发病过程,以头颈、手足不自主地颤动、振摇为主要症状,手足颤动幅度小,频率较快,而无肢体抽搐牵引和发热、神昏等症状。再结合病史分析,二者不难鉴别。

(三)相关检查

主要针对排除其他疾病和鉴别诊断,包括三大常规、常规生化、甲功组检、血清铜蓝蛋白、尿铜、电生理(肌电图、震颤评估)、头颅CT/MRI、经颅黑质超声、交感神经横截面积测定、左旋多巴冲击试验等。

(四)辨证要点

颤证首先要辨清标本虚实。肝肾阴虚、气血不足为病之本,属虚;风、火、痰、瘀等病理因素多为病之标,属实。

一般震颤较剧,肢体僵硬,烦躁不宁,胸闷体胖,遇郁怒而发者,多为实证;颤抖无力,缠绵难愈,腰膝酸软,体瘦眩晕,遇烦劳而加重者,多为虚证。但病久常标本虚实夹杂,临证需仔细辨别其主次偏重。

(五)证治分类

在本病初期,本虚之象并不明显,常见风火相煽、痰热壅阻之标实证,治疗当以清热、化痰、熄风为主;病程较长,年老体弱者,其肝肾亏虚、气血不足等本虚之象逐渐突出,治疗当以滋补肝肾,益气养血,调补阴阳为主,兼以熄风通络。由于本病多发于中老年人,多在本虚的基础上导致标实,因此,治疗更应重视补益肝肾,治病求本。

1. 风阳上扰证

【辨证要点】肢体颤动粗大,程度较重,不能自制,眩晕耳鸣,面赤烦躁,易激动,心情紧张时颤动加重,伴有肢体麻木,口苦而干,语言迟缓不清,流涎,尿赤,大便干,舌质红,苔黄,脉弦。

【治法】平肝潜阳,熄风止颤。

【代表方】天麻钩藤饮。

【基础方】天麻10g,钩藤15g(后下),石决明30g(先煎),山栀子5g,黄芩10g,怀牛膝15g,杜仲10g,益母草10g,桑寄生10g,夜交藤15g,茯神15g。

【常用药】天麻、钩藤、石决明镇肝熄风止颤;黄芩、山栀子清热泻火;怀牛膝、杜仲、益母草、桑寄生滋补肝肾;夜交藤、茯神宁心安神。

【加减】若肝火偏盛,加龙胆草、夏枯草。痰多者,加天竺黄。肾阴不足者,用六味地黄丸加减。虚火上扰者,用知柏地黄丸或大定风珠。心烦失眠者,合酸枣仁汤。颤动不止者,加僵蚕、全蝎。

【穴位保健】百会、风池、太冲、行间。

按摩方法：用手指指腹由轻到重地按揉上述穴位，每次 5~10 分钟，每天 2~3 次。

功效：平肝熄风，可改善风阳上扰所致的头目胀痛、面赤烦躁、眩晕、颈项强痛等。

2. 痰热动风证

【辨证要点】头摇不止，肢麻震颤，重则手不能持物，头晕目眩，胸脘痞闷，口苦口黏，甚则口吐痰涎，舌体胖大、有齿痕，舌质红，舌苔黄腻，脉弦滑数。

【治法】清热化痰，熄风止颤。

【代表方】涤痰汤合羚角钩藤汤。

【基础方】法半夏 10g，茯苓 10g，陈皮 5g，制南星 10g，枳实 10g，水牛角 10g，钩藤 15g，桑叶 15g，菊花 10g，党参 5g，甘草 5g。

【常用药】半夏、胆南星、陈皮燥湿化痰；茯苓、枳实、党参健脾理气；水牛角、桑叶、钩藤、菊花平肝熄风止颤。

【加减】若热象不明显，可减钩藤、桑叶、菊花。痰多者，加白芥子。心烦易怒者，加郁金、天竺黄。胸闷脘痞者，加瓜蒌皮、厚朴。肢麻震颤明显者，可加石决明、天麻、全蝎、珍珠母等。肌肤麻木不仁者，加地龙、丝瓜络。大便秘结者，加瓜蒌仁、火麻仁、大黄。神识呆滞者，加石菖蒲、远志。

【穴位保健】丰隆、曲池、太冲、内关。

按摩方法：用手指指腹由轻到重地按揉上述穴位，每次 5~10 分钟，每天 2~3 次。

功效：理气化痰、宁心安神，可改善由痰热动风所致的眩晕、肢体震颤等。

3. 气血亏虚证

【辨证要点】头摇肢颤，面色㿠白，表情淡漠，神疲乏力，动则气短，心悸健忘，眩晕，纳呆，舌体胖大，舌质淡红，苔薄白滑，脉沉濡无力或沉细弱。

【治法】益气养血，濡养筋脉。

【代表方】八珍汤。

【基础方】当归 10g，白芍 10g，熟地黄 15g，人参 6g，白术 10g，茯苓 15g，炙甘草 5g。

【常用药】熟地黄、当归、白芍、人参、白术、茯苓、炙甘草以健脾益气养血。

【加减】若血虚致心神失养，心悸，失眠，健忘，加炒枣仁、柏子仁。若疼痛麻木,加鸡血藤、丹参、桃仁、红花。胸闷脘痞者,加半夏、白芥子、胆南星。食少纳呆者,加砂仁、炒谷芽、炒麦芽、焦神曲。震颤较重者,加天麻、珍珠母。

【穴位保健】足三里、血海、气海、三阴交。

按摩方法:用手指指腹由轻到重地按揉上述穴位,每次 5~10 分钟,每天 2~3 次。

功效:培补元气,行气活血,可改善气血亏虚所致的面色㿠白、表情淡漠、神疲乏力、眩晕、纳呆等。

4. **髓海不足证**

【辨证要点】头摇肢颤,持物不稳,腰膝酸软,失眠心烦,头晕,耳鸣,善忘,老年患者常兼神呆、痴傻;舌质红,苔薄白,或红绛无苔,脉细数。

【治法】填精补髓,育阴熄风。

【代表方】龟鹿二仙膏合大定风珠加减。前方重在益气,填补精髓,适用于肾精亏损,神机失用,肢体震颤,伴有智力障碍者。后方重在增液滋阴熄风,用于热盛耗伤阴津,或肝肾阴虚,筋脉失养,虚风内动证。

【常用药】龟板、鳖甲、生牡蛎、钩藤、鸡子黄、阿胶育阴潜阳,平肝熄风;枸杞子、鹿角、熟地黄、生地黄、白芍、麦冬、麻仁补益肝肾,滋阴养血润燥;人参、山药、茯苓健脾益气,化生气血;五味子、甘草酸甘化阴以安神。

【加减】肝风甚,肢体颤抖、眩晕较著者,加天麻、全蝎、石决明。阴虚火旺,兼见五心烦热,躁动失眠,便秘溲赤者,加黄柏、知母、牡丹皮、玄参。肢体麻木,拘急强直者,加木瓜、僵蚕、地龙,重用白芍、甘草以舒筋缓急。

【穴位保健】百会、四神聪、肾俞、太溪。

按摩方法:用手指指腹由轻到重地按揉上述穴位,每次 5~10 分钟,每天 2~3 次。

功效:滋养脑髓,强筋健骨,可改善髓海不足所致的头摇肢颤、腰膝酸软、失眠心烦、头晕、耳鸣、善忘等。

5. **阳虚风动证**

【辨证要点】头摇肢颤,筋脉拘挛,畏寒肢冷,四肢麻木,心悸懒言,动则气短,自汗,小便清长或自遗,大便溏,舌质淡,苔薄白,脉沉迟无力。

【治法】补肾助阳,温煦筋脉。

【代表方】地黄饮子。

【基础方】熟地黄30g,山茱萸15g,麦冬12g,五味子10g,石菖蒲10g,石斛10g,远志10g,肉苁蓉15g,巴戟天15g,肉桂10g,炮附片12g,茯苓15g。

【常用药】山茱萸、熟地黄补肾填精;附子、肉桂、肉苁蓉、巴戟天温肾助阳,摄纳浮阳,引火归元;石斛、麦冬、五味子滋养肺肾;石菖蒲、远志、茯苓化痰开窍,交通心肾。

【加减】大便稀溏者,加干姜、肉豆蔻;若阳虚较甚,可用真武汤;若心悸,加远志、柏子仁以养心安神。

【穴位保健】大椎、关元、气海、阳陵泉、足三里。

按摩方法:用手指指腹由轻到重地按揉上述穴位,每次5~10分钟,每天2~3次。

功效:培元固本,振奋阳气,可改善阳虚风动所致的头摇肢颤、筋脉拘挛、畏寒肢冷、四肢麻木等。

四、医案解要

(一)雒晓东医案

患者,男,64岁,2012年2月2日初诊。

【病史】渐进性行动迟缓、双下肢乏力1年余。患者1年多前无明显诱因下开始出现行动迟缓,双下肢乏力,疲倦时明显,无肢体偏瘫、麻木,无肢体、头部震颤,无头晕、头痛、言语不清等症状,行走正常,于2011年11月在某医院就诊,诊断为"帕金森综合征"。曾先后服用"息宁、美多巴"治疗,症状控制一般,病情逐渐进展,现服用中药治疗。

【刻下症】患者神清,精神疲倦,言语清,面具脸,运动迟缓,双下肢乏力,行走正常,伴轻度头晕,无头痛,无肢体、头部震颤,无肢体偏瘫、麻木,无口角流涎,无饮水呛咳,纳可,夜眠差,小便尚调,大便难解,两三日一行,舌嫩红,少苔,脉沉细。

【辅助检查】2011年11月在某医院查头颅MRI提示:左侧放射冠、双侧额叶皮层下脑缺血灶、脑萎缩。

【诊断】

西医诊断:帕金森综合征。

中医诊断:拘病(阴证)。

【治法】寒热并用,养肝柔筋。

【处方】乌梅20g,炮附片15g,党参片15g,黄芪30g,肉桂5g,白芍30g,葛根30g,当归15g,延胡索15g,甘草10g,7剂。每日1剂,每剂加水1 000ml,武火煮沸后改文火煮至400ml,分早晚2次服用。

【二诊】2012年2月9日二诊,患者精神状态好转,双下肢乏力稍好转,头晕缓解,夜眠改善,大便每日一行,自觉颈部僵硬不适,余症未见加重,舌嫩红,少苔,脉沉细。原方加大葛根至60g,继服2周。

【三诊】2012年2月23日三诊,患者精神状态良好,反应较前灵敏,饮食正常,颈部僵硬拘急感基本消失,舌苔较前增多。效不更方。经半年余治疗,患者双下肢乏力感基本消失,运动迟缓未见加重,精神良好,夜眠、大便正常。

【按】方中重用乌梅为主药,用苦酒渍一宿,其酸味更厚,酸为厥阴之味,养肝柔筋。厥阴为风木,阴尽阳生,其性本应生发,此处却以酸敛治之,是取其"将欲歙之,必固张之;将欲弱之,必固强之"之意。细辛、桂枝、蜀椒、干姜、炮附片性味皆为辛温,温阳散寒;配合当归以温阳补血,濡养筋脉。上述阳药在乌梅之厚重酸味的收敛下,可帮助厥阴之气突破阴之束缚,一阳之气生发,而使阴阳相顺接。《金匮要略》指出:"夫肝之病,补用酸,助用焦苦,益用甘味之药调之。"故配合阴药黄连、黄柏之苦和人参之甘调助肝气,同时黄连、黄柏可制约辛热诸药,人参益气生津、大补阴液,以熄风濡筋。全方用乌梅以酸补肝,养肝柔筋,同时使用阳药、阴药,集大寒、大热于一身,可治阴阳相荡之风也。

(二)雒晓东医案

余某,女,67岁,2017年6月27日初诊。

【病史】自诉2014年起病,以行动迟缓、右侧肢体震颤为主要表现。

【刻下症】右下肢拖步,筋肉拘紧,疲倦身重,夜间翻身困难,无姿势平衡障碍。近期睡眠质量差,梦多,且情绪较为低落,小便不利,大便秘结,舌质淡红,苔黄腻,脉弦。

【诊断】

西医诊断:帕金森综合征。

中医诊断:颤病,少阳气郁,痰火内扰。

【治法】疏少阳,清痰火,镇肝风。

【处方】柴胡加龙骨牡蛎汤加减。柴胡15g,黄芩15g,龙骨20g(先煎),

牡蛎20g(先煎),肉桂10g,酒大黄5g,天麻15g,白芍15g,茯苓15g,磁石20g(先煎),法半夏15g,党参15g。共7剂,水煎内服,日1剂。

【二诊】2017年7月4日二诊,服前方7剂,患者睡眠、情绪低落情况稍有改善,肢体震颤、僵硬等表现同前,解大便不顺畅,稍干结。在原方基础上加枳壳15g,火麻仁30g,煎服法同前,续服7剂。

【三诊】2017年7月18日三诊,患者睡眠质量改善,晨起精神状态良好,日间不会因困倦影响正常生活,情绪改善,较少出现情绪低落。自觉肢体拘紧状态较前改善,大便顺畅。

【按】患者病程相对较短,处于帕金森综合征早期,体质相对壮实,偏于实证。结合睡眠质量差、梦多、情绪低落及舌脉等表现,考虑辨证属少阳气郁、痰火内扰。予柴胡加龙骨牡蛎汤加减以疏少阳,清痰火,镇肝风。柴胡加龙骨牡蛎汤为小柴胡汤化裁而来,以小柴胡和解少阳、宣畅枢机,故能使气机调畅、三焦畅达,可改善情绪低落。本患者使用柴胡加龙骨牡蛎汤加减,原方去生姜、大枣等温热之品,防止过伤阴血;易桂枝为肉桂,守而不走,以助膀胱气化;铅丹为有毒之品,易为磁石,与龙骨、牡蛎共奏安神熄风之效;柴胡、黄芩和解少阳;黄芩、半夏、大黄、茯苓有清热泻浊之功;党参、甘草固护脾胃。经治疗,患者情绪、睡眠等症状较前改善,运动症状也随之好转。嘱患者适当运动,促进气血运行,以防气血瘀滞。

(三)雒晓东医案

患者,女,62岁,2017年12月2日初诊。

【病史】渐进性行动迟缓、肢体震颤5年余,加重2周。5年前无明显诱因下出现右上肢静止性震颤,行动迟缓,日常生活可基本自理,未予重视,未系统诊治。此后肢体震颤呈进行性加重,逐渐累及右下肢、左上肢及左下肢,伴肢体拘急,精细动作笨拙,转身及床上翻身困难,心烦,睡眠障碍,大便干结,数日一行,日常生活能力下降。近2周,患者自觉病情较前加重,遂来我院门诊就诊。既往长期接触农药,否认一氧化碳、重金属、其他毒物接触史;否认家族史。神经系统体格检查:神清,反应稍迟钝,面具脸,构音清晰,双眼球各方向活动灵活,眼球震颤(-),伸舌居中,舌肌震颤;前屈姿势,启动困难,步态细碎,行走时双上肢摆动幅度小,精细动作笨拙,四肢肌力正常、肌张力增高,可见静止性震颤,精神紧张时加重,双侧肢体深浅感觉正常对称,双侧肢体腱反射(++),双侧病理征(-)。舌质偏红,苔薄白,脉弦细。

【诊断】

西医诊断:帕金森综合征。

中医诊断:颤证,肝肾亏虚,肝风内动,筋失濡养。

【治法】滋补肝肾、敛肝熄风、养血濡筋。

【处方】连梅汤加减。乌梅 15g,阿胶 10g(烊化),山茱萸 30g,白芍 20g,熟地黄 15g,葛根 15g,黄连片 15g,川芎 15g,石菖蒲 15g,炙甘草 5g。14 剂,每日 1 剂,水煎服。嘱患者按时服用多巴丝肼片(美多芭)0.125g,每日 3 次,继续加强康复训练。

【二诊】服用上方 14 剂后,患者精神状态好转,肢体震颤有所减轻,但仍觉行动迟缓,心烦、睡眠稍有好转,大便较前顺畅,舌脉象同前。仍循滋补肝肾、养血柔筋之义,在前方基础上加服芍药木瓜汤,以加强养血柔筋的作用。处方:白芍 60g,木瓜 30g,葛根 30g,炙甘草 30g。每日 1 剂,水煎 2 次,早晚分服。

【三诊】服用二诊方 7 剂,患者精神状态可,肢体僵硬、震颤、行动迟缓等均较前好转,疗效肯定。门诊随诊治疗,继续随症加减。

【按】雒教授独创以六经厥阴病理论辨治帕金森综合征,认为该病以六经辨证而言,病在厥阴,故此次选用连梅汤加减治疗。与之相应,滋补肝肾、敛肝熄风、养血濡筋则是其独特的治法。本例患者主要表现为表情呆板、肢体震颤、肌肉强直、行动迟缓、姿势障碍、活动笨拙等,舌质偏红,苔薄白,脉弦细,皆属筋脉不舒,肌肉失柔,同时有阴虚风动之象。病机为肝肾不足,精血亏虚,虚风内动,筋脉失养。方以连梅汤加减治疗,连梅汤方出自《温病条辨》,治疗暑邪入于少阴、厥阴,阴虚邪热不祛,而见消渴、麻痹、心热烦躁者。原方以乌梅合麦冬、生地黄、阿胶酸甘化阴,以乌梅合黄连酸苦泄热。本例用乌梅、白芍、山萸肉的酸味以补肝敛肝;阿胶、熟地黄阴柔有情之品以滋养精血、培补肾元;助用黄连合乌梅酸苦泄热,改善心烦;益以炙甘草合乌梅、白芍酸甘化阴、养血濡筋;佐以葛根柔筋解肌,川芎通脉,石菖蒲上走脑窍。全方共奏滋补肝肾,敛肝熄风,养血柔筋之效。二诊之方加大芍药、葛根、甘草的用量,加强养血柔筋之功效,最后辅以木瓜舒筋活络。总之,两方滋补肝肾,养血柔筋活络,使血得养,风得息,筋得舒,肢体活动得利。

(四)雒晓东医案

患者,男,56岁,2020年4月25日初诊。

【病史】右侧肢体震颤2年余,加重1周。患者诉2年前开始出现右侧下肢不自主震颤,静止时多发,紧张时加重,自觉右下肢乏力,行走少许拖步。外院诊断为"帕金森综合征",口服多巴丝肼片后,患者震颤、拖步情况较前好转。1周前,患者与家人争吵后,出现右上肢震颤加重,右下肢行走拖步较前明显,右下肢无力、头胀,服用多巴丝肼片后未见明显好转,遂于我院就诊。

【刻下症】双上肢及右下肢静止性震颤,右上肢振幅较大,行走时双上肢摆动减少,右下肢拖步明显,头胀,轻微面具脸,偶有头晕、耳鸣,劳作后明显,易情绪紧张,稍动即汗出,口干,无口苦,纳眠可,二便调,舌质淡红,少苔,脉弦细。查体:四肢肌张力Ⅱ级,Hoehn-Yahr分级2级。

【诊断】

西医诊断:帕金森综合征。

中医诊断:颤证早期,阴虚风动。

【治法】滋阴潜阳,平肝熄风。

【处方】滋阴熄风汤加减。乌梅20g,生地黄15g,山茱萸15g,枸杞子15g,人参15g(另煎),龟甲15g(先煎),天麻15g,钩藤15g(后下),甘草10g。7剂,每日1剂,水煎,分早晚2次口服。另予多巴丝肼片0.125g,每日2次。

【二诊】2020年5月5日二诊,右上肢震颤较前明显改善,头胀、头晕、耳鸣较前缓解,仍觉右下肢体乏力,行走拖步,口干、汗出较前减少,舌质淡红,苔薄白,脉弦微细。余症状同前。处方将生地黄易为熟地黄,另加牛膝10g,继服14剂,煎服法同前。多巴丝肼片用量、用法同前。后患者于当地医院就诊,其间坚持服用西药,并由当地医院门诊抄前方,间断服用中药(其间药方加减情况不详)。

【三诊】2022年6月1日三诊,患者诉近3个月来疲乏明显,双腿无力,自觉肌肉沉重,行走起步困难,运动迟缓,转身困难,少许弓背,精神状态差,思维反应稍迟钝,肢体震颤较前减少,头胀、耳鸣消失,大便难,久站后偶有头晕,尚可站立。查体:右侧肢体肌张力Ⅲ级,左侧肢体肌张力Ⅱ级,后拉试验见姿势平衡障碍,Hoehn-Yahr分级3级。情绪较前低落,无口干口苦,舌质淡红,苔少、薄白,脉弱。

【诊断】

西医诊断:帕金森综合征。

中医诊断:颤病中期,中气亏虚。

【治法】补益中气,兼以通便。

【处方】补中益气汤加减。黄芪 30g,人参 15g(另煎),白术 10g,当归 15g,枳壳 15g,北柴胡 5g,升麻 5g,炮天雄 10g(先煎),甘草 10g,肉苁蓉 30g。14 剂,煎服法同前,并嘱患者每天适当运动 2h。西药方案于外院治疗期间已调整为多巴丝肼片 0.125g 口服,每日 3 次;盐酸普拉克索片 0.125mg 口服,每日 3 次,均未予调整。

【四诊】2022 年 6 月 21 日四诊,患者精神状态好转,情绪较前改善,身体较前灵活,仍有起步困难,疲劳感较前明显好转,头晕未再发生,大便情况明显改善,日一次,便软,苔少,脉弱较前稍改善,遂守方续服 14 剂。

2022 年 7 月 18 日随访,患者已不见明显的起步困难,行走迟缓较前改善,肢体震颤频率较前减少,有少许疲倦,无头晕、便秘。

【按】患者为中老年男性,初诊时见患者双上肢及右下肢不自主震颤,四肢肌张力增高,行走拖步,Hoehn-Yahr 分级 2 级,为帕金森综合征早期。四诊合参,考虑病在厥阴,为“阴虚风动证”,遂以滋阴熄风汤加减。方中用药着眼两方面。一方面,患者为中老年男性,肝肾始亏,汗出、头晕、耳鸣多在劳作后明显,乃本虚之象,故用乌梅、生地黄、枸杞子、山茱萸、龟甲补肝肾阴血,同时乌梅、山茱萸配伍,有敛汗填精功效。另一方面,患者与家人争吵,情绪激动后出现上肢震颤,考虑为肝阳上亢,肝风内动,故予钩藤、天麻、龟甲平肝熄风;另用生地黄、钩藤配伍以清肝热、平肝阳,甘草调和药性。诸药配伍,共奏滋阴潜阳、平肝熄风之功。二诊时,患者头晕、头胀较前缓解,下肢仍觉乏力,故易生地黄为熟地黄,加强补益肝肾之功;另予牛膝,有引血下行、平肝潜阳、补益肝肾之功。后患者于当地医院就诊 2 年,间断服用中药。三诊时,患者症状以运动迟缓突出,并出现疲劳、懒动、情绪低落、便秘、久站后头晕等非运动症状。病情出现进展,病至中期,病位在太阴,出现明显的气虚症状,遂以补中益气汤加减。方中黄芪、人参补脾肺之气,柴胡、升麻升提阳气。四药配伍,有健脾益气升清之效。配伍枳壳、肉苁蓉以润阳明降气机,当归以补血活血,血行助气行,另当归有润肠之效。炮附片则充下焦元阳,并助阳气生发。甘草缓和药性。四诊时,患者疲劳感、运动迟缓、便秘等情况较前缓解,遂守方续服。嘱患者适当运动,促进气血运行,以防气血瘀滞。在治疗过程中，发病早期，通过滋阴潜阳、平肝熄风之法帮助患者改善震颤、缓解肌张力。在病情进展至中期，表现为疲乏、便秘、运动迟缓、肌肉僵直等太阴证，则以补中益气汤加减，健脾益气，补血润肠，从而改善太阴证表现，提高患者生活质量。

名家验方

1. 滋阴健脑片（东莞市中医院院内制剂）

组成：炒龟板、石决明、熟地黄、山茱萸、山药、女贞子、墨旱莲、丹参、三七。

方解：本组方由十余种中药组成，以炒龟板、石决明为君药，育阴与潜阳并进，重用“静药”以“填阴”，用“介属”以“潜阳”，以六味地黄丸的“三补”和二至丸为臣，辅君以补阴、滋阴，育阴得以潜阳，佐以丹参、三七活血化瘀通络等，共奏以“育阴潜阳”为主，兼以“活血化瘀通络”之法。

2. 术虎合剂（东莞市中医院自研验方）

组成：生白术、虎杖。

方解：方中以白术为君，益气健脾，生津润燥；虎杖为臣，解毒通腑。二者共奏益气通腑之功，以补中寓泻、泻不伤正为意。白术始载于《神农本草经》，为上品，性温，味苦、甘，入脾、胃经，生用健脾益气，大剂量应用时通补兼济。虎杖味微苦，性微寒，归肝、胆、肺经，《滇南本草》谓其“利小便、走经络”，其含有的大黄素又具有通便作用。研究发现，术虎合剂可以改善帕金森综合征患者部分自主神经功能症状及运动功能。

特色疗法

1. 耳穴疗法

一种基于中医经络学说和全息理论，通过刺激耳部特定穴位来防治疾病的方法。操作：选用王不留行籽，用胶布贴压在耳穴上，通过按压刺激耳穴。患者可每天自行按压 3~5 次，每次每穴按压 1~2 分钟，以耳部有酸胀感为度。

2. 贴敷疗法

以中医基本理论为指导,应用中草药制剂,施于皮肤、孔窍、腧穴及病变局部等部位的治病方法。操作:患者保持安静、放松状态,并采取合适体位,以利于腧穴的正确定位。定准穴位后,贴药前,确认贴敷部位皮肤完整、洁净,如有污渍等皮肤不清洁的情况,可用75%乙醇棉球擦拭干净后再敷药。将制备好的药物直接贴压于穴位上,所敷之药,无论何种剂型,均应将其固定好,以免移位或脱落。

3. 中药热奄包治疗

将加热后的中药奄包置于身体的特定部位或穴位上,通过温热和药物的双重作用,以达到温通经络、调和气血、散寒止痛、消肿化瘀等治疗目的的一种中医传统疗法。

4. 火龙罐治疗

集艾灸、刮痧、按摩、推拿、点穴功能于一体,以特殊的紫砂陶土为罐体,内置艾炷,点燃后温熨和熏烤特定部位或穴位,借助艾火的纯阳热力和药力,结合罐体的刮、揉、按等手法,以达到调理身体、防治疾病目的的一种中医外治疗法。

5. 督脉灸治疗

是在督脉的脊柱段上施以隔物灸或隔药灸的一种特殊艾灸方法,因操作时艾绒或药物铺在督脉上,形似长蛇,故又称“长蛇灸”。中医认为,督脉为“阳脉之海”,总督一身之阳气,与人体的生殖、生长发育、神志等密切相关。通过在督脉上施灸,能激发督脉阳气,起到温阳散寒、补肾壮骨、通经活络、调和阴阳等作用,从而达到治疗疾病和预防保健的目的。

6. 其他疗法

中医导引术,包括太极拳、八段锦。

五、预防调摄

(一)饮食调理

忌食辛辣刺激性食品,忌肥甘厚腻之品,忌烟酒。多吃新鲜蔬菜、水果,多食瓜子、杏仁、芝麻等，多饮绿茶，适当可饮咖啡，进餐时缓慢进食，防止吸入性肺炎。可根据不同证型辨证施治。

1. 风阳上扰型食疗

（1）天麻鱼头汤

材料：天麻 10g，鱼头 1 个（约 500g），生姜、葱、盐、料酒各适量。

做法：将鱼头洗净，切成两半，放入砂锅中，加入天麻、生姜、葱、料酒和适量清水，大火烧开后转小火炖 1~2 小时，加盐调味即可。

功效：天麻具有平肝熄风、通络止痛的作用；鱼头富含蛋白质和不饱和脂肪酸，能滋养脑组织。两者搭配，可平肝潜阳、熄风止眩，适用于风阳上扰所致的头晕、头痛等症状。

（2）菊花决明子茶

材料：菊花 10g，决明子 15g。

做法：将菊花和决明子洗净，放入杯中，用沸水冲泡，加盖闷 10~15 分钟，即可饮用。

功效：菊花能清肝明目、平肝熄风，决明子可清肝泻火、润肠通便。此茶可平肝潜阳、清肝明目，对于风阳上扰导致的目赤肿痛、大便秘结、口干口苦等有一定的缓解作用。

2. 痰热动风型食疗

（1）竹沥粥

材料：鲜竹沥 30g，粳米 100g。

做法：先将粳米淘洗干净，加水煮粥，待粥将熟时，加入鲜竹沥，稍煮即可。

功效：竹沥具有清热化痰、镇惊利窍的作用，粳米能健脾益胃。此粥可清热化痰，适用于痰热内盛所致的头晕、目眩等症状。

（2）陈皮茯苓粥

材料：陈皮 10g，茯苓 15g，粳米 100g。

做法：将陈皮、茯苓洗净，放入锅中，加适量清水煎取药汁；粳米淘洗干净，放入药汁中，再加适量水，煮至粳米熟烂。

功效：陈皮可理气健脾、燥湿化痰，茯苓可利水渗湿、健脾宁心。二者与粳米共煮成粥，可健脾化痰，有助于改善痰热动风引起的胸脘痞闷、肢麻震颤等症状。

3. 气血亏虚型食疗

(1)红枣桂圆粥

材料:红枣10颗,桂圆肉15g,粳米100g。

做法:将红枣洗净去核,桂圆肉洗净,粳米淘洗干净。把三者一起放入锅中,加适量清水,大火煮沸后转小火煮至粳米熟烂成粥。

功效:红枣能补中益气、养血安神,桂圆肉可补益心脾、养血安神,粳米能健脾养胃。此粥具有补气血、健脾胃的作用,适合气血亏虚所致的面色萎黄、头晕、心悸、健忘等症状。

(2)当归生姜羊肉汤

材料:当归20g,生姜30g,羊肉500g,料酒、盐各适量。

做法:当归洗净,用纱布包好;生姜洗净切片;羊肉洗净切块,焯水去血水。将当归、生姜、羊肉放入锅中,加适量清水,大火煮开后撇去浮沫,加入料酒,转小火炖煮1.5~2小时,至羊肉熟烂,加盐调味即可。

功效:当归可补血活血,生姜可温中散寒,羊肉可温中补虚、补肾壮阳。该汤有温中补血、调经散寒的功效,对气血不足、面色苍白、神疲乏力等有较好的食疗效果。

4. 髓海不足型食疗

(1)核桃芝麻糊

材料:核桃仁30g、黑芝麻30g、糯米粉20g,冰糖适量。

做法:将核桃仁、黑芝麻分别炒熟,然后研磨成粉末状。锅中加适量清水,水开后放入糯米粉,搅拌均匀;再加入核桃粉、黑芝麻粉,继续搅拌至浓稠状,最后加入适量冰糖调味即可。

功效:核桃仁可补肾固精、温肺定喘、润肠通便,黑芝麻可补肝肾、益精血、润肠燥。二者均为滋养肝肾、益脑填髓的佳品。糯米健脾益气,可增强脾胃功能,促进营养物质的吸收。此食疗方有助于补充髓海,改善由于髓海不足引起的头晕、健忘等症状。

(2)山药猪骨汤

材料:山药50g,猪脊骨500g,红枣10颗,枸杞15g,姜片、葱段、盐各适量。

做法:猪脊骨洗净切块,焯水去血水。山药去皮洗净切块,红枣去核,枸杞洗净。将所有材料放入锅中,加适量清水,放入姜片、葱段,大火煮开后转小火炖煮 1.5~2 小时，至猪脊骨熟烂，加盐调味。

功效：山药可健脾益胃、滋肾益精，猪脊骨有补髓益骨的作用，红枣、枸杞可养血滋阴。此汤能健脾补肾、填精益髓，有助于改善髓海不足的状况，增强体质。

5. 阳虚风动型食疗

（1）黄芪防风粥

材料：黄芪 30g，防风 10g，粳米 100g，大枣 5 枚。

做法：黄芪、防风洗净，放入锅中，加适量清水煎取药汁。粳米淘洗干净，大枣去核，与药汁一起放入锅中，煮至粳米熟烂成粥。

功效：黄芪可补气升阳、固表止汗，防风可祛风解表、胜湿止痛。此粥能益气固表、祛风通络，对于阳虚风动所致的自汗、体虚、肢麻、便溏等有一定的调理作用。

（2）杜仲猪腰汤

材料：杜仲 30g，猪腰 1 对，生姜、葱、盐、料酒各适量。

做法：杜仲洗净，用纱布包好。猪腰洗净，切成两半，去除腰臊，切成花状。将杜仲、猪腰放入锅中，加适量清水，加入生姜、葱、料酒，大火煮开后转小火炖煮 30~40 分钟，至猪腰熟烂，加盐调味。

功效：杜仲可补肝肾、强筋骨，猪腰可补肾气。此汤能温补肾阳、强筋健骨，对于阳虚风动引起的畏寒肢冷、小便清长或自遗等症状有较好的改善作用。

（二）预防跌伤

身体失衡者需有专人护理，防止跌伤。

（三）预防感染

加强口腔护理、翻身叩背，以预防坠积性肺炎、压疮的发生。

（四）情志调理

给予患者充分的关心和爱护，主动与患者沟通，为他们营造愉快的工作及生活氛围，帮助患者树立战胜疾病的信心。重视心理疏导、安抚、陪伴和鼓励。

（五）运动疗法

适当的有氧运动可减轻患者震颤，其中抗阻力训练是常见的运动疗法，其主要目的是训练人体肌肉。传统的抗阻力训练有俯卧撑、哑铃和杠铃等项目，其他运动疗法包括肌力训练、手功能活动训练,关节活动范围训练、姿势训练、平衡训练、语言训练、步态训练、姿势平衡训练以及太极拳、八段锦、六字诀等传统功法。

(六)人工智能

借助人工智能算法,根据患者的个体情况,如病情严重程度、运动功能及身体状况等,为其量身定制个性化的康复训练方案。例如,通过分析患者的运动数据,确定其具体的运动障碍问题,然后设计有针对性的训练动作和计划,包括训练的强度、频率和时间等,以提高康复训练的效果。同时,智能康复设备和应用程序可以实时反馈训练效果。

第六章　痴呆病

一、概　　述

痴呆病是由髓减脑消，神机失用，而致呆傻、愚笨为主要临床表现的一种神志疾病。临床上，以记忆障碍、认知障碍、语言障碍、执行功能障碍及人格和行为改变等多方面痴呆表现为特征。中医对痴呆病的记载，最早见于《黄帝内经》，当时记载为“善忘”“喜忘”。至明清时期，中医学蓬勃发展，张介宾在《景岳全书》中的“癫狂痴呆”篇首次系统论述痴呆。陈士铎《辨证录》专设“痴呆门”，对痴呆病进行详细论述，并立有洗心汤、转呆丹、还神至圣汤等。这些方剂至今常用。

二、病因病机

痴呆病的病因病机通常与七情内伤、五脏失调和体内气血津液紊乱有关。在现代中医理论中，痴呆的病因可有年迈体虚、情志所伤、久病耗损等。常见病因如下。

1. **年迈体虚**　脑为髓海，为元神之府，神机之用，年老脏腑功能衰退，髓海空虚，髓减脑消，神机失用而成痴呆。《医学心悟》明确指出肾主智，肾虚则智不足。《医林改错·脑髓说》曰：“年高无记忆者，脑髓渐空，年高肾亏，髓海空虚，发为呆病。”此外，年高气血亏虚，气血运行不畅，血脉不畅，气滞血瘀，脑络失养，亦可使神机失用，乃生痴呆。

2. **情志所伤**　所欲不遂，郁怒伤肝，肝气郁结，肝气乘脾，脾失健运，痰湿内生，蒙蔽清窍，神明失用，则发痴呆，或者肝郁日久，亦可化火，上扰神明，也可使人喜怒无常，发为痴呆。

3. **久病耗损**　若有中风、眩晕、癫痫等证，疾患日久，或者失治误治，损伤正气，脏腑功能失调，气血关系紊乱，可发为痴呆；另外，久病入络，可直接痹阻脑络，使脑气无法与脏气顺接联通，从而发生痴呆。

在病机方面，痴呆病为一种全身性疾病，主要病机为精、气、血亏损不足，使髓海失充，脑失所养，亦可由风、火、痰、瘀诸邪内阻，上扰清窍，清窍受蒙，终致神明失用，遂生痴呆。其病理性质是本虚标实，病机常发生转化，一是气滞、痰浊、血瘀之间相互转化或相兼为病，终致痰瘀互结，病程缠绵难愈。二是气滞、痰浊、瘀血之间又可因日久化热，从而产生痰热、瘀热或肝火之象，上扰神明清窍。三是虚实之间亦可相互转化。实性病机之痰瘀日久，可影响多个脏腑，或耗伤心血，致心阴失养，神机失用，或损伤肾脾，使先天之精不足，无法补充髓海，也可使后天化生无源，气血大亏。反之，若体虚久病，脏腑功能衰弱，气血推动无力，也可形成痰瘀，或使痰瘀加重，虚中有实。所以，痴呆的病机多虚实夹杂，复杂难明。

东莞市中医院全国名老中医何炎燊与朱丹溪的“人身阴常不足”观点不谋而合，但认为“阳常有余”是与“阴常不足”相对而言的，阴阳之间失去平衡，阴虚就会出现阳亢，而非真正的“有余”。因此，何炎燊认为不可滥用苦寒清泄之品，以免损其阳。他非常推崇明清时期后医家“静药填阴，介属潜阳”的治疗观点，并提出脑梗死后认知功能损害的关键病机在于“阴虚阳浮”，结合地域人文的特点，他认为本病发病由于南方炎炎，地热炽盛，暗耗人体阴气，年老体衰，肾精渐亏为本，中风之疾耗伤肾之阴精；肾生髓充脑，肾之阴精亏耗，则不能上承充脑，脑髓失养，神明失职，水不涵木，肝阳偏亢，化火生风，风火上扰，脑神不宁，水火不济，心火偏亢，内扰心神，心神失养，脑髓失养，痴呆乃生。

陈士铎在《辨证录》中说：“痰积于胸中，盘踞于心外，使神明不清而成呆病矣。”《石室秘录》也指出“痰气最盛，呆气最深”。东莞市中医院广东省名老中医宁为民教授亦认为岭南地区为水湿潮热之地，外湿易侵袭人体，使脾运化失调，而生活水平提高，使人们饮食不节、嗜酒肥甘、运动不足，加上压力大、忧思劳倦，日久易伤脾，致湿浊内生、痰湿积聚。内外湿邪交织，痰浊内阻，清窍蒙蔽，而脑为清灵之脏，痰浊蒙蔽清窍，气血失养，清阳不升，浊阴不降，神失所养，则发痴呆。

三、辨证论治

本病乃本虚标实之证，临床上以虚实夹杂者多见，无论虚实，都能导致髓减脑消，脏腑功能失调，因而，辨证当以虚实或脏腑失调为纲领，分清虚实，辨明主次。在治疗上，虚者补之，实者泻之。解郁散结、补虚益损是其治疗大法。同时，用药上不可忽视血肉有情之品的应用。另外，移情易性，智力和功能训练及锻炼亦不可轻视。老年期痴呆的治疗以补虚泻实为原则。对于髓海不足，肝肾亏损，脾肾两虚之证，宜培补先天、后天，以使脑髓得充，化源得滋。凡心肝火旺，痰浊阻窍，气滞血瘀者，心火当清，痰滞当化，气郁应开，以益气活血，开窍神醒。

（一）髓海不足

【症状】智力下降，记忆力减退，判断能力降低，定向力障碍，神情呆滞愚笨，头晕耳鸣，怠惰思卧，齿枯发焦，腰酸骨软，步履艰难，言语謇涩，齿枯发焦，舌体瘦、质淡红，苔薄白，脉沉细尺弱，两尺无力。

【治法】补肾填精，益髓增智。

【方药】补肾益髓汤。熟地黄 20g，山茱萸 15g，山药 15g，龟甲胶 15g（另烊），猪脊髓 15g，五味子 8g，川续断 15g，骨碎补 15g，石菖蒲 15g，远志 10g。头晕耳鸣，毛发枯焦较甚者，加制首乌 15g，黄精 15g；腰膝酸软明显者，加桑寄生 15g，怀牛膝 10g。心悸，神思不敏，夜寐不安者，加枣仁 10g，柏子仁 15g，茯神 30g。

（二）肝肾阴损

【症状】智力下降，记忆力、判断能力降低，定向力障碍，头晕目眩，耳鸣耳聋，腰膝酸软，颧红盗汗，双耳重听，平素沉默寡言，肌肤不荣，筋惕肉瞤，面色憔悴，两目无神，神情呆钝，形体消瘦，肌肤干燥，关节屈伸不利，四肢麻木，舌红，少苔，脉细弦数。

【治法】滋补肝肾，安神定志。

【方药】滋阴健脑方（东莞市中医院院内制剂）。炒龟板 10g，石决明 20g，龙齿 30g，生、熟地黄（各）20g，山茱萸 15g，山药 15g，泽泻 5g，茯苓 15g，牡丹皮 10g，何首乌 15g，肉苁蓉 15g，知母 10g，黄柏 10g，荷叶 15g。阴虚内热明显者，加用炙鳖甲、地骨皮、青蒿等；肝血不足明显者，可用六味地黄丸，加制首乌、鸡血藤；大便秘结、口干口渴、咽燥者，加肉苁蓉、桑椹子、天花粉；头晕耳鸣较著，血压偏高者，加磁石、杜仲、怀牛膝；见手足瘛疭或肢体麻木抽动等阴虚风动者，加钩藤、天麻、煅赭石；若心烦心悸，善惊多梦，夜寐不安，舌红，少苔，脉细数，加百合、黄连、灯芯草、茯神。

（三）脾肾阳虚

【症状】记忆减退，失认失算，表情呆滞，沉默寡言，口齿含糊，词不达意，伴腰膝酸软，肌肉萎缩，食少纳呆，气短懒言，口涎外溢，或四肢不温，腹痛喜按，鸡鸣泄泻，舌质淡白，舌体胖大，苔白，或舌红，苔少或无苔，脉沉细弱，双尺尤甚。

【治法】健脾补肾，益气生精。

【方药】还少丹。熟地黄 20g，枸杞子 15g，山茱萸 12g，肉苁蓉 12g，远志 8g，巴戟天 12g，小茴香 6g，杜仲 15g，怀牛膝 15g，楮实子 15g，茯苓 15g，山药 20g，大枣 7 枚，五味子 10g，石菖蒲 12g。气虚明显者，症见气短乏力，自汗，倦怠，加黄芪、党参、陈皮；阳虚明显，面色㿠白，形寒肢冷较甚者，加淫羊藿、补骨脂；阳虚及阴，症见颧红、舌淡红、脉沉细者，加黄精、制首乌、石斛；形体消瘦，骨肉痿弱，精血亏虚较甚者，加鹿角胶、龟甲胶。

（四）痰浊阻窍

【症状】智力衰退，表情呆钝，或哭笑无常，喃喃自语，或终日无言，呆若木鸡，倦怠思卧，伴不思饮食，脘腹胀痛，痞满不适，口多涎沫，头重如裹，舌质淡，苔白厚腻，脉濡滑。

【治法】健脾化痰，开窍醒神。

【方药】转呆丹合指迷汤。人参 12g，白术 15g，云苓 12g，姜半夏 12g，胆南星 12g，陈皮 10g，菖蒲 15g，象贝母 15g，远志 8g。脾虚明显者，重用党参、白术，加黄芪、山药、麦芽、砂仁；若嗳气、腹胀、纳呆，加莱菔子、木香、枳壳；若时时泛吐痰涎，口淡无味，舌苔厚腻较著，加藿香、白蔻仁、厚朴、薏苡仁。

天麻健脑颗粒（东莞市中医院院内制剂）：法半夏 9g，白术 10g，天麻 10g，石菖蒲 10g，茯苓 15g，红景天 6g，钩藤 10g，泽泻 10g。

（五）瘀阻脑络

【症状】智力减退，神情呆滞，语言颠倒，善忘、易惊恐，思维异常，行为怪僻，口干不欲饮，或肢体麻木不遂，肌肤甲错，双目黯晦，舌质黯或有瘀点、瘀斑，脉细涩。

【治法】活血化瘀，开窍醒脑。

【方药】通窍活血汤。桃仁 10g，红花 10g，赤芍 15g，川芎 10g，麝香 0.1g（冲），石菖蒲 10g，法半夏 10g，老葱 7 枚，鲜姜 3 片，大枣 4 枚，酒 1 盅。如病久气血不足，加当归、生地黄、党参、黄芪；如久病瘀血化热，常致肝胃火逆，而见头痛、呕恶等症，应加钩藤、菊花、夏枯草、竹茹；见肝郁气滞者，加柴胡、枳实、香附。

（六）心肝火旺

【症状】智力下降，急躁易怒，烦躁不安，妄闻妄见，妄思妄行，或举止异常，噩梦纷纭，或梦幻游离，或梦寐喊叫，头晕目眩，头痛耳鸣，口臭口苦，尿赤便干，舌质红或绛，苔黄或苔黄腻，脉弦滑或弦数。

【治法】清心平肝，安神定志。

【方药】天麻钩藤饮。天麻 15g，钩藤 15g，石决明 30g，栀子 15g，黄芩 10g，黄连 10g，牡丹皮 10g，怀牛膝 15g，桑寄生 15g，益母草 10g，白芍 10g，夜交藤 20g，茯神 20g。若失眠多梦，去杜仲、桑寄生，加莲子心、丹参、酸枣仁、合欢皮；若妄闻妄见、妄思妄行，减杜仲、桑寄生，加生地黄、山茱萸、珍珠粉；若苔黄黏腻，加天竺黄、郁金、胆南星；若便秘，加酒大黄、枳实、厚朴；若烦躁不安，加黄连解毒汤或口服安宫牛黄丸。

（七）热毒内盛

【症状】迷蒙昏睡，无欲无语；便溺失禁，心身失用；激越攻击，谵语妄言；躯体蜷缩，肢体僵硬，肢颤痫痉；舌红绛，苔少，或苔黏腻浊，或腐秽厚积，脉数或沉。

【治法】清热解毒，通络达邪。

【方药】黄连解毒汤。黄连 10g，黄芩 10g，黄柏 10g，栀子 10g，人参 15g，莲须 15g，芡实 15g，山药 15g，生酸枣仁 15g，远志 15g，石菖蒲 15g，当归 10g，柏子仁 15g。若痰迷热闭，神惫如寐，加石菖蒲、郁金、天竺黄，或合用至宝丹；若脾肾虚极，知动失司，合用还少丹；若火毒内盛，形神失控，合用安宫牛黄丸；若阴虚内热，虚极生风，合紫雪丹，或加生地黄、天麻、地龙、全蝎、蜈蚣等。

四、医案解要

（一）朱良春医案

张某某，男，时年66岁，1993年5月4日初诊。

【病史】既往有高血压病史，经常头眩、肢体麻木，近几年来记忆力显著减退，情绪不稳，易于急躁冲动，有时又疑虑、消沉，伴头目昏眩，言语欠利，四肢困乏，腰酸，行走不爽，经常失眠。血脂、血压水平偏高。头颅CT检查提示脑萎缩、腔隙性梗死灶。诊断为“血管性痴呆”。舌紫，苔薄腻，舌尖红，脉细弦尺弱。

【诊断】

西医诊断：血管性痴呆。

中医诊断：痴呆病，肾虚肝旺，痰瘀阻窍。

【治则】补益肝肾，化痰祛瘀，慧脑开窍。

【方药】枸杞、菊花各10g，天麻10g，地龙15g，生、熟地黄各15g，丹参15g，赤、白芍各10g，桃仁、红花各10g，大枣、柏子仁各20g，制胆星8g，淫羊藿15g，炙远志8g，桑寄生20g，生牡蛎20g，甘草4g。10帖，每日1帖，煎服。

【二诊】1993年5月15日二诊，药后头眩、肢麻、失眠均见轻减，自觉言语、行走较前爽利，情绪有所稳定，记忆力略有增强，甚感愉快，并能积极配合体育锻炼。苔薄，脉细弦。前法继进之。上方加益智仁10g，继进10剂。

【三诊】1993年5月24日三诊，诸象均趋好转，遂以上方10倍量制为丸剂，每服6g，每日3次，持续服用以巩固之。

【随访】半年后随访，一切正常。

【按】本例系血管性痴呆之肾虚血瘀型。肾虚血瘀证是老年病的病理基础，所以益肾化瘀法是本病的主要治疗法则。本例处方中，枸杞、地黄、白芍、桑寄生、淫羊藿、益智仁等均有补肾作用，平素处方加减可参考六味地黄丸、左归丸、右归丸、肾气丸类的用药。本例处方中，地龙、丹参、赤芍、桃仁、红花都有活血化瘀的作用。药理学研究表明，活血化瘀药物能改善血液循环，调节细胞代谢和免疫功能，促进组织修复和抗炎。所以本例处方能改善脑功能，减缓痴呆的发展。处方中，胆南星熄风化痰；远志补心肾、宁神志、化痰滞；菊花清肝明目，止头痛眩晕；龙骨、牡蛎镇摄肝阳，宁心安神；大枣、柏子仁宁心安眠。

这些药物均有助于症状之改善，利于痴呆病之恢复。天麻长于熄风镇痉，善治头痛眩晕，对痴呆病是既治标，又治本的一味佳药。《神农本草经》认为其“久服益气力，长阴肥健”，唐甄权《药性论》中称其能治“瘫痪不遂，语多恍惚，善惊失志”。

临床还需因症制宜，气虚者可重用黄芪、党参；阴虚者加石斛、麦冬、龟板；躁狂风动者加羚羊角粉、灵磁石；火旺者加生大黄、黄连；脾虚纳呆者加白术、山药、木香等，随症损益，始奏佳效。该方为国医大师朱良春在20世纪70年代初制订的“健脑散”，原为治疗脑震荡后遗症而设，因其有健脑补肾、益气化瘀之功，后来用于治疗老年痴呆症，亦奏佳效。

（二）刘茂才医案

罗某，男，61岁，2014年9月24日初诊。

【病史】患者近事遗忘6月余，神疲乏力，反应迟钝，言语不利，生活起居不能自理，未予系统治疗。近期加重，伴头晕头痛、痰多难咯、下肢浮肿等症，故而来诊。既往有脑出血病史。

【刻下症】记忆力下降，反应迟钝，言语含糊，头晕头痛，喉间有痰难咯，口干饮水多，无饮水呛咳，双下肢浮肿，乏力，纳差，眠可，小便黄，大便次数多、量少、时烂时硬，舌质淡暗，苔少，脉弦细。

【诊断】

西医诊断：血管性痴呆。

中医诊断：痴呆病，脾肾亏虚，痰瘀阻窍。

【治则】健脾补肾，祛痰化瘀。

【方药】黄芪45g，党参20g，天麻10g，钩藤20g，杜仲20g，牛膝15g，法半夏15g，生山茱萸15g，三七10g，茯苓15g，芡实15g，山药15g。水煎，内服，共14剂。另用益脑康口服液1支，口服，每日3次，共14日。

【二诊】2014年10月8日二诊，患者精神状态较前好转，反应及活动较前稍灵活，食欲渐开，余症状同前。虑其中土渐实，故前方去三七、茯苓、芡实、山药，加石菖蒲、制远志、巴戟天，以增涤痰醒脑开窍之力，继服7剂。同时改益脑康口服液为痴复康口服液。

【三诊】2014年10月22日三诊，患者经治逾月，现精神状态好转，虽仍有记忆力下降，但头晕、头痛消失，双下肢未再有浮肿，纳眠可，二便基本正常。

效不更方，嘱继以上方（或制为蜜丸）长期服用，定期门诊复诊。

【按】患者病机主要为精、血、气亏损不足，使髓海失充、脑失所养，诸邪内阻，上扰清窍，终致神明失用，遂生痴呆。该患者的病因可以归结为瘀阻清窍与脾虚湿滞、肾虚水肿和气血两虚等因素的交织。所谓“离经之血，为瘀为败”，脑出血后，血液在局部脑组织内积聚，形成血瘀，气血运行不畅，清窍失养；与此同时，患者头晕头痛、痰多难咯等症，提示脾胃运化功能失常，痰湿阻滞经络脑窍，脾虚湿滞，痰湿内生，导致气血运行不畅。下肢浮肿的症状则提示脾虚湿滞、肾虚水肿，肾气不足，导致水液代谢障碍，进一步加重浮肿。加之患者年老体衰，气血亏虚，脑髓失养，肾虚髓空为本，痰瘀留滞脑髓，迷蒙清窍为标，进而引发认知功能障碍，表现为记忆力下降、反应迟钝等症状。综合来看，患者的病因涉及瘀阻清窍所致的脑血流不畅，气血不足、脾虚湿滞导致的痰湿阻滞，以及肾虚水肿等多个因素，进而形成临床上的多种症状。

刘教授认为，本证以气血亏虚、肝肾不足为根本，以痰瘀阻滞清窍为标，因此，治以补气血，益肝肾，涤痰活血。同时使用广东省中医院研制的痴复康口服液，由北芪、边条参、当归、紫河车、巴戟天等配制而成，具有补益气血，补肾填精功效，长期服用，有助于实中土、益肾气。刘教授在临证过程中往往抓住大补气血，兼以涤痰、活血、通络的大方向，重用北芪以大补气血，同时配用杜仲、牛膝、女贞子、菟丝子、山茱萸等以填益精髓，予半夏、石菖蒲、远志等以加强涤痰通络开窍之力度，屡收良效。

（三）宁为民工作室医案

梁某，男，61 岁。2024 年 10 月 20 日初诊。

【病史】患者因头晕、左侧肢体无力住院，经治疗，病情好转，出院诊断为“①大脑动脉的闭塞或狭窄引起的脑梗死（左侧放射冠、额顶枕颞叶多发，TOAST 分型为大动脉硬化型）；②血管性认知功能障碍；③高血压病 1 级（极高危）”。但患者起病后半月余开始出现反应迟钝，记忆力下降，时有头晕，左侧肢体无力，时有胸闷，痰多，能咳出，胃纳可，二便调。

【刻下症】少许头晕，左侧肢体乏力，上肢抬举困难，行走困难，言语不清，运动性失语，对答迟钝，计算力、理解力、记忆力下降；无头晕头痛，无胸闷胸痛，无腹痛呕吐，无发热咳嗽，无黑便，二便正常。NIHSS 评分 5 分，MMSE 为 18 分（中度痴呆）。时有失眠，胃纳差，大便易溏。舌暗，苔滑白腻，脉滑。

【诊断】

西医诊断：血管性认知功能障碍

中医诊断：痴呆（气虚络瘀，痰瘀阻络型）

【治法】健脾化痰，活血通络。

【方药】天麻钩藤饮合补阳还五汤加减。法半夏10g，钩藤15g，天麻10g，陈皮10g，黄芪10g，白术10g，川芎10g，茯苓15g，当归10g，赤芍10g，甘草泡地龙10g，炙甘草10g。7剂，每日1剂，分早晚温服。另用天麻健脑颗粒10g，口服，每日3次，14日。

【二诊】2024年11月3日二诊，头晕明显缓解，左侧肢体乏力好转，上肢抬举可，抓握欠稳，行走明显稳妥，言语较前清晰，能说短句，运动性失语较前改善，对答较前灵敏，理解力、计算力、记忆力较前改善。NIHSS评分3分，MMSE为20分（中度痴呆）。睡眠改善，胃纳较前好转，大便调。舌质红，稍暗，苔滑白腻，脉滑。

处方：天麻10g，姜半夏5g，白术10g，党参10g，丹参10g，三七3g，桃仁10g，石菖蒲10g，竹茹10g，制远志10g，茯苓10g，炙甘草5g。7剂，每日1剂，分早晚温服。另用天麻健脑颗粒10g，口服，每日2次，30日。

【三诊】2025年1月11日复诊，左侧肢体乏力明显改善，左上肢能正常抬举及抓握，但持重物困难，行走稳妥，能独立照顾自己的生活起居，言语清晰，运动性失语明显改善，偶有部分词语表达缓慢，认知明显改善，对答灵敏切题，理解力、计算力、记忆力明显改善。NIHSS评分1分，MMSE评分24分（中度痴呆）。舌淡暗，苔薄白，脉滑。诸象均趋好转，遂以天麻健脑颗粒，每服10g，每日1次，加滋阴健脑片3片，每日2次，持续服用以巩固之。

【按】《灵枢·天年》中指出："五十岁，肝气始衰……八十岁，肺气衰，魄离，故言善误；九十岁，肾气焦，四脏经脉空虚；百岁，五脏皆虚，神气皆去，形骸独居而终矣。"由此可见，血管性痴呆的发生与脾肾衰弱、精亏髓海不足密切相关。年老者脏腑渐亏，肝脾肾虚损更甚，脾虚日久，可致湿浊内生，湿浊聚而成痰，痰阻经络。肝肾不调，水不涵木，肝阳易偏亢，易于发生气血逆乱，肝风上扰，痰浊借风邪上行而闭阻于脑络，故而发生中风。痰浊瘀阻脑络，清窍被蒙，故发痴呆。而本例患者气血逆乱，发为中风，痰瘀内阻，进一步发展为血管性痴呆，舌脉均为痰瘀之象，故在治疗时，早期应以疏通、化浊为原则，予镇肝潜阳、祛痰化瘀为法，兼健脾补气，后期以活血化瘀、健脾补肾为主。早期予天麻钩藤饮合补阳还五汤为主，后期肝阳得潜，以痰浊瘀血阻络为主，易方为半夏白术天麻汤加桃仁、丹参活血，菖蒲、远志开窍醒脑，后期患者肢体无力明显改善，痴呆症状亦慢慢改善；继续予院内制剂天麻健脑颗粒及滋阴健脑片并服，二药可以活血化痰，补肾健脑，对预防脑卒中再发及痴呆病进展疗效明显。

本案例使用的天麻健脑颗粒由宁为民教授根据临床经验研发，针对岭南地区人群的致病特点，以健脾化痰，活血通络为法，治疗痰瘀阻窍型痴呆。方中以法半夏燥湿化痰，消痞散结，主攻治痰；天麻平抑肝阳，平熄肝风，通其脉络，意在治风。两药共为君药，可燥湿祛痰，平肝熄风。白术、茯苓皆可祛湿健脾，增强化痰之力。石菖蒲开上焦，醒脑开窍；泽泻利下焦，渗水湿。两者合用，贯通上下，可使君臣之药所化之痰湿邪物自上、下焦而消除。钩藤清热平肝，熄风止痉；红景天可健脾益气，兼活血化瘀。全方组合精辟，乃标本兼顾，风痰瘀同治，气血脉通调。滋阴健脑方见以下名家验方解。

名家验方

滋阴健脑方（何炎燊方）

组成：炒龟板 10g，石决明 20g，龙齿 30g，生、熟地黄（各）20g，山茱萸 15g，山药 15g，泽泻 5g，茯苓 15g，牡丹皮 10g，何首乌 15g，肉苁蓉 15g，知母 10g，黄柏 10g，荷叶 15g。

功效：滋补肝肾，安神定志。

主治：肝肾阴虚之痴呆，症见智力下降，记忆力、判断能力降低，定向力障碍，头晕目眩，耳鸣耳聋，腰膝酸软，颧红盗汗，双耳重听，平素沉默寡言，肌肤不荣，筋惕肉瞤，面色憔悴，两目无神，神情呆钝，形体消瘦，肌肤干燥，关节屈伸不利，四肢麻木，舌红，少苔，脉细弦数。

加减：兼肝血不足者，可加黄精、鸡血藤；兼肾阳虚者，加巴戟天、菟丝子、淫羊藿、紫河车、鹿角胶、锁阳、沙苑子等轮换使用；夜尿多者，加杜仲、桑螵蛸；兼肾阴虚者，加山茱萸、肉苁蓉、桑椹子、紫河车或加服六味地黄丸；兼心血不足者，加炒酸枣仁、夜交藤；兼肺虚痰湿者，加茯苓、百合、橘络、百部、紫菀；兼胃阴虚者，加石斛、小环钗；兼湿滞者，将陈皮改为枳壳，加桔梗；兼痰湿者，将陈皮改为橘络，加薏苡仁、茯苓、浙贝母；兼前额眉心痛者，加山茱萸、生牡蛎；兼手臂酸痛者，加桑寄生；瘀象明显者，须加蜈蚣、全蝎、僵蚕等虫类药。此外，还可酌加丹参、当归、桃仁、红花等活血通络之品。

按：何老认为“阳常有余”是与“阴常不足”相对而言的，阴阳之间失去平衡，阴虚就会出现阳亢，而非真正的“有余”。因此，不可滥用苦寒清泄之品，以免损其阳。他非常推崇明清后医家“静药填阴，介属潜阳”的治疗观点。何老提出中风后痴呆的关键病机在于“阴虚阳浮”，并提出“育阴潜阳法”。本组方由十余种中药组成，以炒龟板、石决明为君药，育阴与潜阳并进，重用“静药”以“填阴”，用“介属”以“潜阳”，以六味地黄丸的“三补”和二至丸为臣，辅君以补阴滋阴，育阴得以潜阳；佐以丹参、三七以活血化瘀通络，等等。共奏以“育阴潜阳”为主，兼以“活血化瘀通络”之法。

特色疗法

1. 针灸推拿治疗

针刺治疗该病历史悠久，《黄帝内经》中已有“喜忘、苦怒、善恐者，得之忧饥，治之取手太阴、阳明，血变而止，及取足太阴、阳明”的记载。目前针刺治疗在临床中仍被广泛应用于痴呆病。相关研究发现，针刺可以改善痴呆病患者的认知功能及行为能力，同时能改善脑血流循环、增强抗氧化能力等。针刺治疗痴呆取穴以头部腧穴为主，常用腧穴为百会、四神聪、神庭等，并根据不同证型辨证取穴。所取腧穴归经对目前临床疾病，常规以督脉及足少阳、足少阴经为主，治疗过程中重视经外奇穴的作用。其配穴既有按部配穴，又有按经配穴，同时涵盖了根据经验及疗效组合穴对的原则，具有较强的灵活性。推拿治疗选择穴位同针灸取穴原则，可选用不同的推拿手法，同时让患者进行各种改善运动功能的锻炼。

2. 认知康复疗法

痴呆病患者应尽早全面进行康复训练，认知康复应该注重个体化，根据病情量身定制，主要康复内容包括日常生活能力训练、记忆训练、定向力训练、注意力训练、视觉障碍训练、语言功能训练、社交能力训练及睡眠训练等。

3. 重复经颅磁刺激治疗

重复经颅磁刺激（rTMS）可对神经的兴奋性及可塑性产生明显、持久的影响，被广泛应用于痴呆病的治疗。

4. 音乐治疗

音乐治疗具有调整心态、改善情绪、保持生理平衡及保健养生等功能，目前很多临床研究表明其对痴呆病患者改善注意力、增强记忆力、活跃思想、丰富和改善情绪状态方面有明显疗效。五音疗法是一种结合中医理论的音乐治疗方法，将五行（木、火、土、金、水）与五音（角、徵、宫、商、羽）相对应，通过不同音符的平衡作用来调节人体五脏（肝、心、脾、肺、肾）和五志（怒、喜、思、悲、恐）。比如宫音，悠扬谐和，有助于脾气健运，旺盛食欲。商音，铿锵肃劲，善制躁怒，使人安宁。角音，条畅平和，善消忧郁，助人入眠。徵音，抑扬咏越，通调血脉，抖擞精神。羽音，柔和透彻，发人遐思，启迪心灵。这些音符能够影响人的情绪和脏腑功能，最终实现调畅气血、调理脏腑功能活动及养生保健之目的。特别是宫音和徵音，被认为能够提高大脑皮质的兴奋性、改善情绪。根据自身不同证型选择不同的音乐，干预认知老化的进程，可以预防及延缓痴呆病的发生与发展。

五、预防调摄

1. 勤动脑　多进行一些提升理解力、注意力、判断力的训练，例如读书、看报、做数学题、打麻将、下棋、打扑克牌等。在用脑过程中，大脑的思维活跃，可以增加脑知识储备，很好地改善脑细胞的代谢活动，防止脑动脉硬化，进而防止脑细胞退化、老化，保证脑细胞不至于因为年龄的增长而过多或过快地减少。

2. **勤动手** 中医认为“十指连心”，每个手指都对应我们人体的五脏六腑，经常做手指操或敲击手指，或者做一些手部灵活操作，如手工艺、雕刻、制图、剪纸、打字，以及用手指弹奏乐器等活动，都能使我们的五脏六腑得到刺激，促进局部及大脑的血液循环，对预防动脉硬化、防治痴呆病有益。

3. **勤运动** 每周适量锻炼，可选择一些具有中医特色的有氧运动，比如八段锦、太极拳、太极剑及易筋经等运动方式，一方面，让机体得到锻炼；另一方面，可增强老年人身体素质，预防心脑血管疾病及痴呆病。

4. **好睡眠** 具体睡眠时长因人而异，只要睡眠质量好就可以。失眠者可至睡眠专科进行中医安神治疗或服用少量安眠药加以调整，不必视安眠药为“天敌”。

5. **调饮食** 目前推荐地中海饮食和DASH饮食，饮食均衡应该做到以下三点。第一，荤素搭配，品种多样化，多食富含维生素、膳食纤维的食物，也要保证优质蛋白质的供应。第二，饮食要清淡，避免摄取过多的盐分及动物性脂肪。第三，饮食节制，防止暴饮暴食，不能过饥或过饱。

6. **畅情志** 保持心理平衡、开朗乐观，注重调摄情绪，戒大怒、大欲、大醉，确保肝气顺畅。中医里的音乐疗法也可以帮助缓解情绪。

7. **家庭自我中医保健**

（1）自我推拿。①揉百会穴：用两拇指指腹以中等力度顺时针揉50次，逆时针揉50次，以局部有酸胀及发热感为度。②拿五经：五指张开呈爪形，以指尖为着力点，从前发际沿五条线有力均匀点按，至后发际为止，做10~20次，以感到头皮发热的效果最佳，亦可用木梳由前向后地梳理至头皮发热。③揉擦涌泉穴：先以拇指指腹深透揉穴2分钟，再以手小鱼际尺侧缘来回擦该穴，以达到透热为佳。

（2）耳穴压豆。穴位按摩是指刺激人体特定穴位，激发人体经络之气，从而达到通经活络，活血化瘀，祛邪扶正的目的。可选择百会、风池、头维、太阳、印堂等穴位，每次20分钟，每晚睡前1次。

（3）中药足浴。主要借助沐足泡洗时药液的温热之力及药物本身的功效，对足部经络穴位进行刺激，以及局部皮肤透皮的吸收作用起效。中药足浴需要保持药液水平面高于踝关节，水温以38~45℃为宜，其间可适当添加温水以保持水温，至后背微微渗汗即可，不宜大汗淋漓。足浴的时间控制在15~20分钟，饭前或饭后30分钟以内，或过饥、过饱状态，均不适合足浴。若出现头晕症状加重，应暂停足浴并平卧休息。东莞市中医院特制宁心沐足方（川芎粉20g、桂枝粉30g、毛冬青30g），可以调达气血，宁心安神。

（4）中药药枕。东莞市中医院特制安神健脑枕，主要将竹茹50g、旋覆花80g、菊花10g、广藿香30g、石菖蒲30g、檀香10g装入布袋，制成枕芯枕于头部，通过药物的发散作用，以达到安神助眠，醒脑开窍的功效。

第七章　痫病

一、概　　述

痫病，又称“羊癫疯”“痫证”，中医对痫病的记载，最早见于《五十二病方》“婴儿病间（痫）”，指由脏腑神机受损，元神失控所致，以突然意识丧失，甚则仆倒，不省人事，两目上视，口吐涎沫，四肢抽搐，或口中怪叫，移时苏醒，醒后一如常人为主要临床表现的一种发作性疾病。

二、病因病机

痫病的病因病机可分为先天和后天因素，先天因素有两个方面，一是胎气受损，二是父母禀赋虚弱或父母本患癫痫，导致小儿精气不足。后天因素则包括七情所伤、饮食失节及跌仆损伤三个方面。上述因素每每相互交替，或互为因果。

1. **禀赋不足**　痫病之始于幼年者，与先天因素有密切关系。母体怀孕后，受惊恐，或七情郁结，胎气逆乱，脏气不平，胎元受损，胎儿出生后易发痫病。

2. **七情所伤**　突受大惊大恐，气机逆乱，肝肾受损，阴不敛阳而化热生风；思虑太过而伤及脾胃，脾胃受损，精微不布，痰浊内聚，又遇情志诱因，痰随气逆，蒙闭心神清窍，发为痫病。

3. **饮食失节**　过食醇酒肥甘，损伤脾胃，脾失健运，聚湿生痰，痰浊内盛，痰浊迷塞心窍；积痰内伏，火邪触动内伏之痰，痰随火升，阻蔽清窍；或因饮食不洁，误食带虫食物，导致虫寄生于脑，阻于脑窍而发痫病。

4. **外伤**　他病多因跌仆挫伤，或出生难产，致脑窍受伤，瘀血阻滞，络脉不和，神明失用；或六淫之邪所干，或患他病后，痰瘀壅塞经络，上窜脑窍，发为痫病。

对于本病病机，历代医家多从风痰立论。如朱丹溪在《丹溪心法》中云

"无非痰涎壅塞，迷闷心窍"，强调本病由痰迷心窍引发。张锡纯在《医学衷中参西录》中认为痰火上扰，心神失守，发为痫疯，以愈痫丸治疗，屡屡收效。在近代，岭南名医林夏全认为痫病的病机在于脏腑气血虚弱、风痰虚交互为患，病位在肝、脾、肾三脏，病性为本虚标实。肾虚则肝失濡养，水不涵木，肝风内动，脾虚则精微不布，痰涎内结，偶因情志失调，饮食失节，劳累过度，肝风夹痰随气上逆，清窍被蒙而突然发作。风痰上逆，则致眩晕头痛、胸闷欠伸；风痰上壅，则致吐涎；痰走窜经脉，则致抽搐，两目上视；风痰聚散无常，故时发作。同时，他认为痰邪是癫痫发病之根源，熄风涤痰湿癫痫重要法则。全国名老中医何炎燊则认为痫发之际，风证确实明显，然片刻即退，不治其风而风已自息。故痫证出现风之症状，其实是标。患者痫发苏醒之后，痰热内郁之证仍长期存在。故认为痰热为痫证之本，日久病深，而变虚实夹杂之证。东莞市中医院脑病科创始人和带头人宁为民教授师从何老，不断传承与创新。宁教授在总结何老癫痫治疗经验的基础上，结合自身临床实践对癫痫的病因病机又有了新的认识。她认为，岭南地区气候潮湿，现代人嗜食肥甘厚腻，内生痰湿；且现代人压力大，易忧思恼怒，肝气郁结，内生肝风，导致岭南地区的癫痫患者以风痰证型居多。无论是癫痫本病，还是癫痫相关共病，均与风痰致病因素相关，熄风化痰应贯穿于癫痫乃至癫痫共病的诊治当中。她同时认为瘀血阻滞脑络也是癫痫发病的主要因素之一，特别是大部分继发性癫痫，如各种脑外伤后、脑血管病后，皆存在痰瘀阻滞脑络的病理机制。因此，痫病的病位在脑，涉及肝、脾、肾，痰为癫痫发病之根源，与风、火、瘀、虚相搏，使神机受累，元神失控而发。

三、辨证论治

本病以痰邪为主要致病因素，与风、火、瘀、虚相互搏结，无论发作期，抑或缓解期，必先治痰，熄风涤痰开窍应贯穿于癫痫治疗的始终。发作期多以风痰壅盛之邪实为主，或夹杂火热、瘀血，急则治其标；发病日深，则风痰内伏，脏腑气血虚弱而成虚实夹杂之证，宜标本兼治，兼顾正虚。

（一）风痰闭阻

【症状】发作时肢体强直抽搐，双目上视，喉中痰鸣，平素头晕胸闷，舌红，苔白腻，脉弦滑。

【治法】涤痰熄风，开窍定痫。

【方药】定痫丸加减。天麻 10g，川贝母 10g，法半夏 10g，茯苓 20g，茯神 20g，胆南星 15g，石菖蒲 15g，全蝎 15g，僵蚕 10g，琥珀 10g，陈皮 10g，远志 15g，丹参 20g，麦冬 20g，白术 10g。

眩晕甚者，加生牡蛎、磁石、珍珠母重镇安神；气郁者，加佛手片、香附；脾虚气弱，舌淡苔白，脉细弱者，加党参、云苓等；风盛者，加羚羊角（或山羊角）、蜈蚣、石决明等；若癫痫日久，心虚有痰，面色时白时赤，神思不清，触事易惊，心悸气短，胸闷等，宜除痰镇静安神，予安神温胆汤加减，人参 10g、酸枣仁 15g、远志 10g、龙齿 30g、龟板 30g、半夏 15g、茯苓 20g、陈皮 5g、甘草 9g、竹茹 15g、枳实 10g。

中成药可予天麻健脑颗粒（东莞市中医院院内制剂）：法半夏 9g，白术 10g，天麻 10g，石菖蒲 10g，茯苓 15g，红景天 6g，钩藤 10g，泽泻 10g。

（二）痰火扰神

【症状】发作时突然昏倒，四肢抽搐，口吐白沫，伴有面红目赤，烦躁惊狂，易怒，心烦失眠，喉中痰鸣，便秘尿黄，胸痞脘闷，舌红，苔黄腻，脉滑数。

【治法】清热泻火，熄风化痰开窍。

【方药】黄连温胆汤合涤痰汤加减。黄连 10g，半夏 12g，橘红 5g，茯苓 15g，竹茹 15g，枳实 10g，甘草 5g，石菖蒲 15g，胆南星 15g，栀子 10g，远志 10g。

肝火动风者，加天麻、石决明、钩藤、地龙、全蝎以平肝熄风；气郁者，加香附、郁金、柴胡。

中成药可予白金定痫丸（东莞市中医院院内制剂）：白矾、郁金、远志、胆南星、石菖蒲、法半夏、茯苓、珍珠层粉、苦参、牵牛子。

（三）肝风内动

【症状】高热不退，烦闷躁扰，手足抽搐，发为痉厥，甚则神昏，常伴有头晕胀痛，耳鸣心悸，面红如醉，口苦心烦，情志郁结，善怒，舌红或红绛而干，脉弦数。

【治法】凉肝熄风，清热止痉。

【方药】加减羚羊角汤加减。地黄 20g，白芍 15g，牡丹皮 12g，菊花 10g（后下），石决明 25g，蝉蜕 5g，酸枣仁 10g，薄荷 5g（后下），桑叶 15g，龟甲

25g，夏枯草 15g，羚羊角 6g（可用珍珠母 30g 代替）。

热盛者，加石膏、知母；便秘，腹胀，苔垢者，加大黄、枳实、瓜蒌仁；阴伤者，加玄参、麦冬以养阴生津；痰浊者，可加天竺黄、瓜蒌皮等清热化痰；烦躁不安者，可加石决明、珍珠母以重镇安神。

中成药可予安宫牛黄丸、紫雪丹、安脑丸等治疗。

（四）瘀阻脑络

【症状】癫痫反复发作，头痛如刺，面色晦暗，或有头部外伤史，舌质紫暗或有瘀斑，脉涩。多继发于颅脑外伤、产伤、颅内感染等感染性疾患后，或先天性脑发育不全。

【治法】活血化瘀，通窍止痫。

【方药】通窍活血汤（《医林改错》）加减。麝香 0.1g（冲），桃仁 10g，红花 10g，丹参 15g，远志 15g，石菖蒲 10g，法半夏 10g，川芎 10g，赤芍 10g，郁金 15g，老葱 3 根，生姜 10g，大枣 4 枚，酒 1 盅。

涎偏盛者，加半夏、胆南星、竹茹等；久病气血不足者，加当归、生地黄、党参、黄芪；久病瘀血化热，常致肝胃火逆，而见头痛、呕恶等症者，应加钩藤、菊花、夏枯草、竹茹；肝郁气滞者，加柴胡、枳实、香附。

中成药可予桂枝茯苓丸。

（五）心脾两虚

【症状】癫痫发作后神疲乏力，心悸健忘，食欲不振，面色苍白，或癫痫反复发作，舌淡，苔白，脉细弱。

【治法】补益心脾，养血熄风，祛风定痫。

【方药】除痫散加减（林夏全经验方）。天麻 10g，当归 15g，全蝎 5g，蜈蚣 2 条，胆南星 15g，炙甘草 6g，党参 20g，白芍 15g，法半夏 9g，石菖蒲 10g，远志 10g，何首乌 20g。

气虚明显者，加党参、茯苓、白术；痰浊盛而恶心、呕吐痰涎者，加胆南星、竹茹、瓜蒌、石菖蒲、旋覆花以化痰；便溏者，加茯苓、蚕沙；肝风明显者，加龙骨、牡蛎等镇静安神。

中成药予归脾丸。

（六）阴虚阳亢

【症状】癫痫日久，平日心悸气短，头晕耳鸣，触事易惊，腰膝酸软，神息呆滞，发作时手足蠕动，舌红，少苔，脉细数。

【治法】育阴潜阳，安神熄风。

【方药】新订定痫丸（国家级名中医何炎燊经验方）。龙齿 20g，牡蛎 20g，石决明 20g，钩藤 10g，天麻 10g，酸枣仁 10g，郁金 10g，生地黄 10g，熟地黄 10g，白芍 10g，太子参 10g，麦冬 10g，龟板 20g，珍珠母 30g，川贝母 10g，僵蚕 5g，蝉蜕 10g，地龙 10g，茯苓 20g，天竺黄 10g，水牛角 30g。

神思恍惚，持续时间长者，加阿胶以补益心血；心中烦热者，加栀子、莲子心；大便干燥者，加玄参、当归、火麻仁以养阴润肠通便。

中成药予滋阴健脑片（东莞市中医院院内制剂）：制龟板、酸枣仁、制何首乌、山茱萸、山药、桑椹、石决明、生地黄、丹参、女贞子、太子参、三七、龙齿、熟地黄、茯苓、墨旱莲、玉竹。

四、医案解要

（一）何炎燊医案

张某，女，17 岁，宾馆勤杂工，1981 年 8 月 25 日初诊。

【病史】发作性意识不清、肢体抽搐 7 个月。患者于 1981 年 8 月 25 日正在厨中清洗碗碟，突然跌仆抽搐，双目上视，口吐白沫，喉间痰响，即送医院救治，少顷自苏，唯发作时头额碰伤，唇舌咬损出血。用大仑丁（苯妥英钠）等药，治之半载，未能控制，每月大小发作四五次，乃至神气呆钝。

【刻下症】1982 年 3 月 12 日前来就诊，见形体尚壮实，脉浮滑有力，舌质正红，苔黄厚浊，以舌根部尤甚。细询之，家族中未发现有此疾。患者小时亦无相关疾患，只云近年经前必心烦懊恼、头痛口苦，首次发作就在经前三天，由操劳熬夜及食炙炸肉类引起，以后每月大发作多在经前。

【辅助检查】检查提示脑电图不正常。

【诊断】

西医诊断：原发性癫痫。

中医诊断：痫病（痰火扰神型）。

【治法】涤痰，清火，熄风。

【方药】黄连温胆汤合羚角钩藤汤加减。黄连 10g，法半夏 12g，橘红 5g，茯苓 15g，竹茹 15g，枳实 10g，甘草 5g，羚羊角 3g（先煎），天竺黄 15g，川贝母

12g，桑叶 15g，丹参 15g，钩藤 15g（后下）。

【二诊】3 剂后内热减，神气稍佳，仍主前方去羚羊（因经济问题），代以石决明 30g，隔日 1 剂，同时服用新加白金丸（白矾 50g，郁金 100g，苦参 100g，珍珠层粉 25g，法半夏 50g，胆南星 50g，远志 50g，九节菖蒲 50g，茯苓 50g，黑丑 75g。制法：郁金、白矾、半夏、茯苓、珍珠层粉共为细末，苦参、黑丑、远志、菖蒲四者分别用水或乙醇提取，溶化胆南星，与诸药末和匀，通风干燥，压成小片。上药制成 500 片。服法：每次服 6 片，每日 3 次，食前开水下）。

【三诊】服白金丸后 12 天月经来潮，经前一天小发作一次（手足颤抖，目定失神，2 分钟后消失）。

【随诊】自此停用一切西药，长服白金丸不辍，每月经前服除痰清火药（前方加减）两三剂。1982 年 7 月经前已不发作，虽间有小发作，亦甚轻微。1983 年年底，共服药一年八个月始停药，至今 3 年未发，病遂告痊。

【按】何老认为，痫发之际，风证确实明显，然片刻即退，不治其风而风已自息，故痫症风之症状，其实是标，痰热内郁之证则长期存在，故痰热乃痫病之本。痫病急性期以风证为标，痰热为本。此例痫患者，既无家族史，且突发于青年期，脉症合参，由于平素烦劳，熬夜伤阴，以致肾阴暗耗，水不涵木，肝阳偏亢化风；且喜炙食炸肉，平素痰热蕴结，加之少女经前阳气亢升，与痰热相搏，化火动风，闭阻清窍而发为痫病。故以羚角钩藤汤滋阴清火熄风，以黄连温胆汤涤痰清火开窍，配合新加白金丸以涤痰、泄热、除痫。白金丸当是古代民间验方，不知始于何时。何老最先见其于《本草纲目》。李时珍曰："经验方，治失心癫狂，用郁金七两，明矾三两为末，薄糊丸，梧桐子大，每服五十丸，白汤下。有妇人癫狂十年，至人授此，初服心胸间有物脱去，神气洒然，再服而苏。此惊扰痰血，络聚心窍所致。郁金入心去恶血，明矾化顽痰故也。"明清方书多载此方，用治癫痫。早在 20 世纪 40 年代，何老用此方治愈多例。据李时珍所云，病由痰血聚心窍所致，故何老于方中加远志、菖蒲通窍，胆南星、半夏涤痰，茯苓以安心神。新加白金丸制成丸剂，方便患者长期口服。诸药合用而获佳效。

（二）何炎燊医案

袁某，男，学生，1973 年初诊。

【病史】发作性意识不清，肢体抽搐半年。患者 1965 年 1 岁半时患重型乙型脑炎,高热,昏迷抽搐,在东莞市中医院治愈,无后遗症出院。1973 年秋,患者 9 岁,一日在学校与同学玩耍之际,突然跌仆,头项强直,眼睑、颜面、口唇颤动不已,四肢抽搐频频,痰涎上涌,口喷白沫,面色青暗,急送往医院。在途中,诸候已递减,经医院处理苏醒后,神情恍惚,茫然迷惘。嗣后约十天一发,父母四处求医,而所用中西药物迄无显效。近半年来,患者常诉头痛,并有瞬时之目花眩晕,在当地诊治,服药亦无效验。其母忆当年孩子患乙脑之事,遂携儿来莞求治。

【刻下症】面色苍白,眼睑灰黑,白睛带青,脉细缓,沉取有弦象,舌质、舌苔尚属正常。

【辅助检查】无。

【诊断】

西医诊断:继发性癫痫。

中医诊断:痫病,肾阴亏损,虚风内动。

【治法】育阴潜阳,安神熄风。

【方药】六味地黄加减。熟地黄 18g,淮山药 12g,山茱萸 12g,茯苓 9g,牡丹皮 9g,泽泻 9g,龟板 24g,牡蛎 24g,天麻 9g,全蝎 6g,何首乌 12g,玉竹 15g。

加味白金丸一号方(白矾 50g,郁金 100g,法半夏 50g,胆南星 50g,远志 30g,茯苓 60g,九节菖蒲 30g,米糊为丸,每服 10g,早晚各 1 次)。

【随诊】两月后,母携儿来,神气脉象,皆大好转。白金丸服至一年,汤药间歇服食。病遂愈。随访五年,生活、学习一如常人。

【按】何老认为,癫痫为反复发作性慢性疾病,治慢病,不能像治急病那样行“霸道”,而应行“王道”。去其有余,补其不足,“谨察阴阳所在而调之,以平为期”,就是治慢病行“王道”的基本原则。何老治疗阴虚阳亢之证,认为苦寒沉降之品,虽可暂折相火升腾之威,但有苦寒化燥之弊,推崇朱丹溪之介属之品以制亢阳,对育阴潜阳法的运用有其独到之处。而且,他认为疾病既有矛盾的普遍性,也有本身的特殊性。辨证立法,必须把两者同时解决,既不能笼统一方,也不能单纯对症而治。本例患者,此病之根可溯于幼年所患乙脑,盖乙脑属中医之暑热动风证,病虽幸愈,而真阴已为炎焰所耗,且儿时暑风痉愈后,每种宿根,童年最易萌动。其所谓半年前头痛时作,突发眩晕目花者,已是癫病小发作之候,惜医者不察耳。本病具有阴虚阳亢为乙脑以及继发癫痫的矛盾普遍性，同时存在癫痫风痰闭窍的矛盾特殊性，故何老双管齐下，以白金定痫丸清热息风涤痰，又以六味地黄丸“壮水之主以制阳光”。何老认为，凡肾阴亏损者，阴不维阳，则虚阳亢升，化风甚易，补肾阴，必兼介属潜阳，庶可阴平阳秘，故用六味地黄丸加龟板牡蛎也。虚风内动者，标本兼治，从而达到阴平阳秘的目的。

（三）宁为民医案

潘某，女，45岁，2023年12月12日初诊。

【病史】发作性意识不清、肢体抽搐10余年。患者于10年前开始出现发作性意识不清，四肢僵直并抽搐，伴有牙关紧闭，双眼上翻，每次持续2~3分钟即清醒。1个月发作1~2次，多在疲劳或情绪改变后诱发。在西医院治疗，曾更换多种抗癫痫药物，现规律服用左乙拉西坦、拉考沙胺进行抗癫痫治疗，2~3个月发作1次；但逐渐出现记忆力下降，不敢一个人上街买菜及独自一人来医院就诊，常有心悸，故前来寻求中医治疗。

【刻下症】常有头晕，并有瞬时之目花眩晕，乏力，心悸，记忆力下降，在当地诊治，服药亦无效验。现面色白，少许浮肿，无头痛，无口干口苦，纳一般，眠差，二便调，舌淡，苔白，脉弦细。

【辅助检查】外院行动态心电图检查提示频发室性早搏；外院行脑电图检查提示双侧大脑泛化性癫痫样放电。

【诊断】

西医诊断：癫痫。

中医诊断：痫病，心脾两虚。

【治法】补益心脾，养血熄风，祛风化痰定痫。

【方药】归脾丸加减。党参20g，茯神20g，白术15g，全蝎5g，胆南星10g，当归20g，龙眼肉10g，远志10g，大枣10g，何首乌20g，酸枣仁10g。

中成药加用天麻健脑颗粒1包，每日3次。

【二诊】2023年12月26日复诊，服药期间未见痫病发作，睡眠转佳，心悸、头晕好转；继以中药汤剂补益心脾，天麻健脑颗粒健脾祛痰通络。

【随诊】3个月后复诊，未诉复发，可自行逛街、来院复诊。

【按】宁教授认为，癫痫缠绵难愈，发作期以治标为主，癫痫间歇期当以治本为主，或健脾益气，或补益肝肾，兼以熄风化痰。癫痫的病位在脑，病机多责之于肝、脾、肾三脏,多由于先天禀赋不足、七情内伤、跌仆外伤导致颅脑受伤,或饮食失调、劳作过度等原因导致脏腑受损,痰邪内伏,风阳内动,瘀血阻滞,气机逆乱,导致风火痰瘀上扰脑窍,而发癫痫。目前,本案患者处于癫痫间歇期,癫痫久发不愈,多属虚痫,常见头晕目眩、面色苍白、心悸失眠、神疲乏力及记忆力下降等症状。此乃气血亏虚,血虚生风。因此治疗时,除熄风化痰开窍,还须同时健脾益气,养血安神。重用当归、何首乌、白芍等养血之品。同时,她认为“风痰”为癫痫的主要发病机制,贯穿于癫痫疾病及其共患病的全过程,包括痫病伴随的健忘及痴呆。对于痫病共病之认知障碍,紧扣风、痰、瘀、虚等致病因素,以熄风化痰祛瘀,养血活血为法。该患者癫痫反复发作多年,久病耗伤气血,且风痰内伏,形成本虚标实之证,故以归脾汤补益气血,天麻健脑颗粒健脾化痰、熄风通络。天麻健脑颗粒为东莞市中医院院内制剂,早期的临床实践证明,对痫病共病之轻度认知障碍有改善症状积分和认知评分,以及提高生活质量的作用。

名家验方

1. 新订白金丸

组成:白矾 50g,郁金 100g,苦参 100g,黑丑 75g,法半夏 50g,胆南星 50g,远志 50g,九节菖蒲 50g,茯苓 50g,珍珠层粉 25g。

功效:涤痰、泻火、安神。

主治:原发性癫痫,体质尚可,未出现虚证者。

按:何老之新订白金丸来源于古方白金丸,融合多年治疗经验化裁而来。白金丸只有白矾、郁金两味。何老在原方中加入远志、石菖蒲通窍,胆南星、半夏涤痰。何老认为,癫痫病大多有热蕴于内,故涤痰须与泄热并行,方能有效。何老选择苦参、牵牛子苦寒沉降,除湿泄浊。茯苓养心气,珍珠层粉潜肝阳。全方虽无风药,但何老认为,痰热清,则内风无从旋动矣。

2. 定痫丸(新订方)

组成:羚羊角粉 30g、珍珠末 100 支,川贝母 60g,天竺黄 60g,僵蚕 30g,蝉蜕 60g,地龙 80g,茯苓 100g。以上 8 味药,共为细末。

龙齿100g，牡蛎100g，石决明100g，钩藤50g，天麻80g，酸枣仁60g，郁金50g，生地黄50g，熟地黄50g，白芍80g，太子参80g，麦冬50g，龟板胶100g（烊化）。以上13味药，文火水煎2次，去渣，浓缩呈稠状，烊化龟板胶，与上药末和匀，制成小丸。

功效：育阴潜阳，安神熄风。

主治：痫病日久，平日心悸气短，头目眩晕，触事易惊，神息呆滞。

按：为国家级名老中医何炎燊经验方。何老认为，痫病日久，阴不潜阳，肝风内动，且心气不足，肾阴亏损，乃心、肝、肾三脏受累。此时应该标本同治。本方用大量介属以及珍珠末、羚羊角粉潜镇肝阳，太子参、麦冬、生地黄、熟地黄、茯神、白芍、酸枣仁、龟板胶养心滋肾安神，乃治本之法，又配合祛风除痰镇痉之品，标本兼治，共奏育阴潜阳，安神熄风定痫之效。

3. 加味服蛮煎

组成：生地黄30g，麦冬15g，牡丹皮10g，白芍15g，知母10g，陈皮5g，石菖蒲6g，石斛15g，朱茯神15g，木通10g，当归10g，黄连5g，甘草5g，小麦30g。

功效：降心火，开郁结，安神明。

主治：癫痫兼火盛气郁，平日心烦，夜寐不安，遇事则暴躁易怒，独处则郁郁不乐，咽干口苦，尿赤便实，舌赤，苔黄，脉滑数弦大。

按：服蛮煎为张景岳名方，具有“行滞气，开郁结，通神明，养正除邪”之奇效。东莞市中医院名老中医何炎燊在其基础上，加入《金匮要略》之“甘麦大枣汤”和李东垣之“朱砂安神丸”，治疗癫痫之火升气郁证，临床常与白金丸同用，相得益彰。

4. 黄连温胆汤

组成：黄连10g，半夏15g，茯苓20g，陈皮5g，甘草9g，竹茹15g，枳实10g。

功效：清热豁痰开窍。

主治：痰热内扰型癫痫，症见发作时突然昏倒、四肢抽搐、口吐白沫，伴有面红目赤，烦躁惊狂，易怒，心烦失眠，喉中痰鸣，便秘尿黄，胸痞脘闷。

5. 安神温胆汤

组成：人参 10g(另炖和服)，酸枣仁 15g，远志 10g，龙齿 30g，龟板 30g，半夏 15g，茯苓 20g，陈皮 5g，甘草 9g，竹茹 15g，枳实 10g。

功效：除痰，镇静，安神。

主治：癫痫日久，心虚有痰，平日面色乍白乍赤，神思不清，触事易惊，心悸气短，胸脘翳闷，口唇干暗。

按：温胆汤类方是名老中医何炎燊常用于治疗癫痫的名方，譬如丹七温胆汤、柴胡温胆汤、黄连温胆汤及安神温胆汤等，在癫痫治疗方面，以后两者居多。临床常灵活变通，应用出神入化。痰热扰神，偏于实证者，宜用黄连温胆汤；气虚有痰，偏于虚证者，宜用安神温胆汤。

6. 除痫散

散剂组成：天麻 72g，全蝎 60g，当归 150g，炙甘草 60g，胆南星 21g。共为细末，每次 3g，重者日服 3 次，轻者日服 2 次。

汤剂组成：天麻 6g，全蝎 4.5g，当归 15g，炙甘草 4.5g，胆南星 6g。

功效：养血熄风，除痰开窍定痫。

主治：癫痫风痰内扰，肝血虚者。

按：为广东省名老中医林夏全经验方。林老认为癫痫的病机乃诸因素导致体内气血虚弱、脏气不平，而风、痰、虚交互为患，血虚风痰气逆所致，故立除痫散一方。他认为，风之来由，以肝血虚所生。故用丹桂养血、活血和血，当归用量是天麻、全蝎的 2~3 倍，而得到血行风自灭的效果，为君药；天麻、全蝎为臣药，天麻祛风镇痉，全蝎入肝，搜风以定痫，与天麻合用，相得益彰；佐以胆南星清热平肝，化痰熄风；以炙甘草补气缓急，调和诸药，并助当归补养气血。广东省名中医刘茂才教授在继承林老经验的基础上，结合自身临床实践不断创新，在林老“除痫散”的基础上，加入蜈蚣、石菖蒲等化瘀涤痰，制成院内制剂——益脑安胶囊，广泛应用于临床。

7. 天麻健脑饮

组成：法半夏 9g，白术 10g，天麻 10g，钩藤 12g，茯苓 15g，泽泻 10g，石菖蒲 10g，红景天 6g。

功效：健脾化痰，祛风通络。

主治：癫痫及癫痫共病认知障碍证属风痰上扰者。

按：天麻健脑饮为广东省名中医宁为民经验方。她认为“风痰”为癫痫的主要发病机制，贯穿于癫痫疾病及其共病的全过程，包括痫病伴随的健忘及痴呆。对于痫病共病认知障碍，紧扣“风、痰、瘀”三种致病因素，以熄风化痰祛瘀为法，创建天麻健脑饮，在临床实践中疗效显著。全方由法半夏、白术、茯苓、石菖蒲、泽泻、天麻、钩藤及红景天等中药组成，具有健脾化痰，熄风通络的作用，契合癫痫及共病认知障碍的病机。

特色疗法

1. **针灸治疗**　针灸通过刺激经络穴位，调节气血，可标本兼治。诊断不同证型，选择不同穴位，如急性期针刺人中、十宣、合谷、百会、神门、丰隆等化痰开窍醒神。结合患者病情调整治疗方案，有助于改善临床症状。

2. **推拿疗法**　通过穴位按摩改善脑功能，如按摩蠡沟、神门、肾、心等穴位，可安神定志、平肝熄风，有助于缓解及预防癫痫的发作。

3. **穴位埋线**　穴位埋线在治疗难治性癫痫中表现出独特优势，有研究显示，可显著改善患者的症状积分和发作频率。

4. **放血疗法**　通过刺破特定穴位释放血液来缓解症状，常选用的穴位有癫痫穴、耳尖、十宣、大椎、太阳等。中医认为，耳尖穴是“多功能广谱穴”，耳尖放血通过刺血来达到活血祛瘀、清热凉血、退热、镇静、镇痛、降压和醒脑开窍明目等功效。癫痫发作急救期间，采用放血疗法，可醒脑开窍，安神定痫。休止期，行耳尖放血也有镇静安神的作用。但需注意，耳尖放血多针对实证患者，对虚弱病证者则不宜行耳尖放血。

5. **耳穴压豆**　通过刺激耳周穴位，可以控制癫痫，如神门、心、肝、脾等。

6. **刮痧治疗**　耳部刮痧可通过刺激耳部的穴位，调整经络与脏腑的功能，从而达到治疗癫痫的目的。

7. **神经调控技术** 神经调控技术包括迷走神经刺激、耳迷走神经刺激、重复性经颅磁刺激、反应性神经刺激及深部脑刺激等。越来越多的神经刺激方法被用于临床实践，取得较好的效果。

8. **心理治疗** 心理治疗在癫痫和相关精神行为障碍的治疗中扮演着重要角色。包括心理支持治疗、言语指导治疗、暗示治疗、音乐治疗及认知行为疗法等。

五、预防调摄

1. **加强孕妇保健，避免胎气受损** 孕期内注意保持心情舒畅，避免内外邪气侵袭，尤其在出生过程中，要避免胎儿头部产伤等。

2. **加强护理，预防意外发生** 癫痫发作时，容易跌倒，导致骨折、头面部外伤等。因此，对于昏仆抽搐的患者，应该转移至安全的地方，避免从高处跌下或触碰到尖锐的物件。另外，应将患者头部侧向一边，防止呕吐物落入气管而引起窒息。若患者未开始牙关紧闭，可迅速将义齿等口中物件取下，并用裹纱布的压舌板放入患者口中，防止咬伤唇舌。但一旦出现牙关紧闭，不要试图让患者张口，往其口中加塞任何东西。处于非发作期的患者应注意避免开车、水上作业、爬高等危险动作。

3. **规律作息** 保持规律的作息时间对预防癫痫发作非常重要。每天应尽量在相同的时间入睡和起床，保证充足的睡眠。成人一般需要 7~9 小时的睡眠，儿童和青少年则需要更多的睡眠时间。

4. **适度运动** 进行适度的运动，有助于预防癫痫发作，如八段锦、太极拳、散步、慢跑及瑜伽等。适度运动可以增强身体的抵抗力，促进血液循环，有助于维持大脑神经元的正常功能。

5. **营养均衡** 保证饮食营养均衡是预防癫痫发作的重要因素。应摄入富含蛋白质、碳水化合物、脂肪、维生素和矿物质的食物，例如蛋白质可以从肉类、鱼类、豆类等食物中获取，维生素和矿物质如 B 族维生素、钙、镁等可以维持神经功能的稳定。减少刺激性食物的摄入，如辛辣食物、咖啡、浓茶、酒精、红牛等功能饮料，这些食物和饮品可能会刺激大脑神经，增加癫痫发作的风险。

6. **情绪稳定**　保持情绪稳定对于癫痫患者非常重要，强烈的情绪波动，如愤怒、焦虑、恐惧等可能会诱发癫痫。患者应学会通过适当的方式调节情绪，如深呼吸、冥想、听音乐等。

7. **遵循药物依从性**　对于正在接受抗癫痫药物治疗的患者，严格遵循药物依从性，可以预防发作，要遵照医生规定的剂量、时间和疗程服药，不能自行增减药量或停药。

第八章　不寐

一、概　　述

不寐，又称“失眠”，是一种以经常不能获得正常睡眠为特征的病证。轻者表现为入寐困难、易醒或醒后难以再寐，抑或时寐时醒，重则彻夜难眠，严重影响人们的正常工作、生活、学习和健康。中医对不寐的记载最早可追溯至《黄帝内经》，当时被称为“目不瞑”“卧不安”。《素问·逆调论》指出“胃不和则卧不安”。《灵枢·大惑论》则详细论述了“目不瞑”的病机，认为“卫气不得入于阴，常留于阳。留于阳则阳气满，阳气满则阳蹻盛；不得入于阴则阴气虚，故目不瞑矣”。阳盛于外，而阴虚于内，阳不能入于阴，故不寐。不寐的病名首见于《难经·四十六难》，其中指出老人“卧而不寐”是由于“气血衰，肌肉不滑，荣卫之道涩”。在治疗方面，汉代张仲景提出的黄连阿胶汤、酸枣仁汤等方药，至今仍在临床中应用。

二、病因病机

《素问·阴阳应象大论》曰：“阴在内，阳之守也；阳在外，阴之使也。”卫阳通过阳跷脉、阴跷脉而昼行于阳，夜行于阴。由于饮食不节、情志失常、劳倦、年迈体虚等因素导致阴阳失调，营卫失和，阳不入阴而发为本病。

1. **饮食不节**　饮食不节会损伤脾胃，导致宿食停滞，壅遏于中，胃气失和，阳气浮越于外而卧寐不安。如清代张璐的《张氏医通·不得卧》所言：“脉滑数有力不得卧者，中有宿滞痰火，此为胃不和则卧不安也。”此外，过食肥甘厚味可酿生痰热，扰动心神而不寐；饮食不节，亦可导致脾失健运，气血生化不足，心血不足，心失所养而致不寐。

2. **情志所伤**　情志不遂可导致肝气郁结，肝郁化火，邪火扰动心神，心神不安而不寐；五志过极则心火内炽，心神扰动而不寐；思虑太过，损伤心脾，心血暗耗，神不守舍，脾虚生化乏源，营血亏虚，不能奉养心神。清代林珮琴《类证治裁·不寐》中指出:“思虑伤脾,脾血亏损,经年不寐。”

3. 气血亏虚 病后、年迈体虚,产后失血,年迈血少等情况,均可引起心血不足,心失所养,心神不安而不寐。明代张景岳在《景岳全书·不寐》中指出:“无邪而不寐者,必营气之不足也,营主血,血虚则无以养心,心虚则神不守舍。”

4. 禀赋不足 素体阳盛,兼由于房劳过度导致肾阴耗伤,无法上奉于心,水火不济,心火独亢;或肝肾阴虚,肝阳偏亢,火盛神动,心肾失交而神志不宁。如《景岳全书·不寐》中所言:“真阴精血不足,阴阳不交,而神有不安其室耳。”此外,心虚胆怯者,暴受惊恐,亦可导致神魂不安,夜不能寐或寐而不酣。清代沈金鳌《杂病源流犀烛·不寐多寐源流》中提到:“有心胆惧怯,触事易惊,梦多不祥,虚烦不寐者。”

岭南地区因常年处于炎热潮湿的气候中,岭南人逐渐形成脾气虚弱兼湿热的特有体质。《岭南卫生方》指出:“岭南既号炎方,而又濒海,地卑而土薄。炎方上薄,故阳燠之气常泄,濒海地卑,故阴湿之气常盛。”炎热则耗气,潮湿则碍脾,二者均与脾胃功能失常密切相关。

《景岳全书·不寐》曰:“真阴精血之不足,阴阳不交,而神有不安其室耳。”广东省名中医宁为民教授认为不寐日久,与肝肾真阴不足有关,肝肾真阴充足,则阳易入阴而寐;肝肾真阴亏虚,阳无所居,则难寐。肾主藏精,肾阴精亏损于下,则心阳浮越而不藏。肝主藏血,肝阴血不足,则肝阳亢盛而不藏。精血同源,肝肾同源,故肝肾真阴精血不足,心肝阳气浮越而不藏,则烦扰而不眠。

综上所述,不寐的病因虽多,但总的病理变化则以阴虚不能纳阳、阳盛不得入于阴为主,致使阴阳失交。其病位主要在心,并与肝、脾、胃、肾等脏腑密切相关。血由水谷精微所化,上奉于心则心得所养;下藏于肝则肝体柔和;统摄于脾则生化不息;调节有度化而为精,内藏于肾,肾精上承于心,心气下交于肾,阴精内守,卫阳护于外,阴阳协调则神志安宁。若思虑、劳倦伤及诸脏,精血内耗,心神失养,神不内守,阳不入阴,则可能导致顽固性不寐。

三、辨证论治

中医治疗不寐,以补虚泻实,调整阴阳为基本原则,辅以安神定志。治疗首分虚实,虚证多由阴血不足或气血亏虚所致,治疗以补益心脾、滋补肝肾、益气养血为主；实证多为热盛或痰热内扰，治疗以清热化痰、消导和中、活血通络为主。临床病情复杂，实证日久，亦可转为虚证，虚证亦可兼夹实证；虚实夹杂者，应先去其实，后补其虚，或补泻兼顾为治。同时，注重心理精神治疗亦是关键。

（一）热扰神明

【症状】夜难入寐，面红目赤，心烦意乱，身热口渴，胸闷胀满，头昏头痛，口燥唇焦，大便秘结，小便短赤，舌质红，苔黄燥，脉沉数。

【治法】清热通腑，醒脑安神。

【方药】凉膈散加减。大黄 10g，芒硝 10g，甘草 5g，栀子 10g，薄荷 5g，黄芩 10g，连翘 15g，竹叶 10g，蜂蜜少许。

热毒炽盛者，如高热不退、咽喉溃烂，加黄连、石膏、板蓝根；咽喉肿痛明显者，加桔梗、玄参、牛蒡子；津伤阴亏者，如热盛兼口干舌燥、舌红少苔，减大黄、芒硝，加生地黄、麦冬、玄参；湿热夹杂者，加滑石、茵陈、白豆蔻。

（二）肝郁化火

【症状】不寐，性情急躁易怒，不思饮食，口渴喜饮，目赤口苦，小便黄赤，大便秘结，舌红，苔黄或黄燥，脉弦数或弦滑数。

【治法】疏肝泻火，清脑安神。

【方药】龙胆泻肝汤加减。龙胆草 10g，黄芩 10g，栀子 10g，泽泻 12g，木通 9g，车前子 9g，当归 5g，生地黄 9g，柴胡 5g，甘草 5g。

若肝胆实火，肝火上炎之重证，见彻夜不寐，头痛欲裂，头晕目眩，大便秘结者，可改服当归龙荟丸；胸闷胁胀、善太息者，加郁金、香附肝胆郁火兼痰热者，加黄连、竹茹、郁金；湿热下注者，见小便赤痛，减当归、生地黄，加萹蓄、瞿麦、滑石。

（三）痰热内扰

【症状】不寐，头重，痰多胸闷，心烦，呕恶嗳气，口苦，目眩，或大便秘结，彻夜不寐，舌质红，苔黄腻，脉滑数。

【治法】清热化痰，和中安神。

【方药】温胆汤加减。龙胆草 10g，黄芩 10g，栀子 10g，泽泻 12g，木通 9g，车前子 9g，当归 5g，生地黄 9g，柴胡 5g，甘草 5g。

心悸惊惕不安者，加重镇安神剂，如朱砂、琥珀以镇惊定志。痰热盛，痰火上扰心神者，见彻夜不寐，大便秘结，可改用礞石滚痰丸；宿食积滞较甚者，见嗳腐吞酸，脘腹胀痛，可用保和丸消导和中安神。

（四）心脾两虚

【症状】入寐困难，梦多，寐而易醒，心悸健忘，头晕目眩，肢倦神疲，食而无味，面色少华，舌质淡，苔薄白，脉细弱。

【治法】补益心脾，养血安神。

【方药】归脾汤加减。党参 10g，黄芪 18g，白术 10g，茯神 10g，炒酸枣仁 18g，龙眼肉 10g，木香 6g，甘草 6g，当归 12g，远志 10g，生姜 3g，大枣 5g。

若失眠较重，加五味子、合欢花、夜交藤、柏子仁以助养心安神，或加龙骨、牡蛎以镇静安神；若血虚较甚，加熟地黄、白芍、阿胶以补血养神；若脘闷纳呆、舌苔厚腻，加半夏、陈皮、茯苓、厚朴以健脾理气化痰。

（五）心胆气虚

【症状】不寐多梦，易于惊醒，胆怯恐惧，遇事易惊，心悸气短，倦怠，小便清长，舌质淡，苔薄白，脉弦细。

【治法】益气镇惊，安神定志。

【方药】安神定志丸加减。太子参 15g，茯苓 12g，茯神 12g，远志 10g，石菖蒲 9g，珍珠母 30g（先煎）。

若心胆虚怯伴情志抑郁，合甘麦大枣汤；若心阳不振、神浮不敛，见心悸多汗、梦遗失精，合桂枝加龙骨牡蛎汤；心胆气虚兼肝血不足者，合酸枣仁汤；脾胃虚弱者，见纳差便溏，加山药、砂仁。

（六）肝郁血虚

【症状】入寐困难，梦多，寐而易醒，胸胁胀满，善叹息，易怒急躁，舌质红，苔黄，脉弦数。

【治法】疏肝养心，安神镇惊。

【方药】酸枣仁汤加减。酸枣仁 18g，甘草 6g，知母 12g，茯神 10g，川芎 6g。

若肝郁化火较甚，可用丹栀逍遥散，加夜交藤、忍冬藤、珍珠母、柏子仁；肝郁明显者，见胁胀、抑郁，加柴胡、香附、郁金；血虚甚者，见面色苍白、月经量少，加当归、熟地黄、白芍；血虚夹瘀者，见舌有瘀点、经血有暗块，加丹参、桃仁、红花；虚热内扰者，见潮热盗汗、五心烦热，加生地黄、牡丹皮、地骨皮。

（七）心肾不交

【症状】心烦不寐，头晕耳鸣，烦热盗汗，精神萎靡，健忘，腰膝酸软；男子滑精阳痿，女子月经不调，舌红，少苔，脉细数。

【治法】交通心肾，补脑安神。

【方药】交泰丸加减。黄连 9g，肉桂 3g。

若以心阴虚为主，可用天王补心丹；若以肾阴虚为主，可用六味地黄丸加夜交藤、酸枣仁、合欢皮、茯神之类，以安神宁志、补心滋肾。

（八）阴虚火旺

【症状】心烦不寐，心悸不安，头晕耳鸣，健忘腰酸，手足心发热，盗汗，口干口苦，舌质红，少苔，脉弦细数。

【治法】滋补肝肾真阴，潜阳安神。

【方药】大定风珠汤加减。龟板 20g（先煎），牡蛎 20g（先煎），鳖甲 20g（先煎），阿胶 5g（烊服），鸡子黄 1 枚（自备），白芍 15g，生地黄 15g，麦冬 15g，五味子 5g，砂仁 5g（后下），焦麦芽 15g，焦神曲 10g，焦山楂 10g，甘草 6g。

若眩晕耳鸣，可加磁石等重镇潜阳；若不寐较甚，加柏子仁、酸枣仁养心安神；若口干口苦、口舌糜烂，加黄连、黄芩清心降火。

四、医案解要

（一）宁为民医案

邓某，男性，时年 50 岁，2024 年 1 月 31 日初诊。

【病史】失眠半年余。患者于半年前无明显诱因下出现失眠，入睡困难，眠浅易醒，醒后难以入睡，夜尿较多，4~5 次 / 晚，未经过系统诊治。患者既往有高血压病史，规律服用药物治疗（具体不详），未规律监测血压。

【刻下症】睡眠欠佳，晨起下眼睑肿胀，双手麻木痹痛，胸部及背部隐痛，时伴有胃脘部不适、气顶感，胃纳可，夜尿较多，大便调。舌淡红，苔厚黄白，脉沉细。

【诊断】

西医诊断：睡眠障碍。

中医诊断：不寐，肝风痰热扰窍，兼脾胃湿热。

【治法】平肝熄风，清热利湿，和中安神。

【方药】法半夏 15g，白术 10g，天麻 10g，钩藤 15g，石菖蒲 15g，郁金 15g，制远志 15g，布渣叶 10g，茵陈 15g，蒲公英 15g，蒸陈皮 5g，桑螵蛸 15g。7 剂，水煎取药汁 400ml，分次温服。

另用天麻健脑颗粒 10g，口服，每日 3 次，12 日。

【二诊】睡眠较前好转，夜尿较前减少，晨起双下眼睑水肿好转，双手麻木、胸背刺痛感减少，无明显胃脘饱胀感，纳可，大便调。舌淡红，苔白稍厚，脉沉细。处方：法半夏 15g，白术 10g，天麻 10g，钩藤 15g，桑螵蛸 10g，鸡血藤 20g，粤丝瓜络 10g，茯苓 20g，扁豆花 10g，蒸陈皮 5g，枳壳 10g，姜厚朴 5g。7 剂，水煎取药汁 400ml，分次温服。

【随访】睡眠明显好转，无明显眼睑肿胀，无胃脘胀闷感，偶有双手麻木感，纳可，二便尚调。

【按】本案患者睡眠欠佳半年余，未系统治疗，症状反复，严重影响生活质量。患者既往有高血压病史，虽规律服用降压药物，控制仍欠佳，肝风扰动，常有双手麻木不适，眠浅难续。胃脘胀满不适，中焦困阻，水液输布障碍，泛于肌肤，致眼睑浮肿，舌苔厚腻。

《素问·逆调论》中记载“胃不和则卧不安”，后世医家从中引申发展，认为痰湿、食滞内扰，脾胃不和，不得安卧。《张氏医通》亦曰：“脉滑数有力不得卧者，中有宿滞痰火，此为胃不和则卧不安也。”宁为民教授以此为切入点，标本同治，方以天麻钩藤饮和温胆汤化裁为基础，治以平肝熄风，清热利湿，和中安神。天麻、钩藤与半夏、远志结合，针对风痰上扰；白术健脾固本，以防化痰药伤正；丝瓜络、扁豆花等通络化湿；陈皮、海螵蛸调和胃气；茵陈、蒲公英与郁金并行，改善湿热壅滞；远志、石菖蒲、郁金共调心神，缓解患者睡眠及焦虑的情绪。

加用的天麻健脑颗粒为宁为民教授针对岭南地区人群的致病特点，结合临床经验研发的院内制剂，主要功效为健脾化痰，标本兼顾，风、痰、瘀同治，气血脉通调，主治风痰上扰所致的头晕、头痛、不寐。

（二）宁为民医案

王某，女，48 岁，2017 年 3 月初诊。

【病史】反复失眠 20 余年，加重半年。患者 20 余年前无明显诱因下出现入睡困难，易醒，醒后难以入睡，多因劳累或者情绪焦虑出现加重，曾于外院诊断为“焦虑抑郁状态”，并予盐酸氟西汀、氯硝西泮治疗，症状可缓解，但时有反复。近半年出现失眠症状加重。已绝经，绝经后无异常分泌物。

【刻下症】入睡困难，精神疲倦，心情烦躁，偶有头晕，服用安眠药后可入睡，但醒后难以入睡，胃纳一般，二便尚调。舌淡黯，苔白稍厚，脉细。

【诊断】

西医诊断：睡眠障碍。

中医诊断：不寐，肾阴亏虚。

【治法】滋阴安神，潜阳入阴。

【方药】生牡蛎 20g，鳖甲 20g，制龟板 20g，当归 10g，白芍 15，大枣 10g，北沙参 15g，炙甘草 5g，浮小麦 20g，合欢皮 10g，首乌藤 15g，柴胡 15g。7 剂，水煎取药汁 400ml，分次温服。

【二诊】仍入睡困难，但仍需服用安眠药，觉醒次数减少，时醒后可入睡。效不更方，复予上方 7 剂。

【三诊】可不服用安眠药入睡，梦多，舌淡红，苔白，稍厚，脉虚。考虑证同前，续予上方 7 剂。

【四诊】入睡可，梦较多，偶有头晕，大便溏，舌淡红，苔白，稍厚，脉细。考虑患者平素脾虚，睡眠较前好转，予上方加白术 10g，5 剂，水煎取药汁 400ml，隔天温服。

【按】本案患者睡眠欠佳已久，情绪急躁，至绝经期，天癸竭，失眠加重。阴阳不交，肾阴不足以潜阳，上扰清窍，故头晕，入睡困难，心神扰乱，烦躁不安，多梦易醒且难再入眠。患者平素饮食不注意，则出现大便溏，脾虚运化无力，水湿困阻。“无阳则阴无以生，无阴则阳无以化”，宁为民教授认为失眠为阴阳不交所致，需要在滋阴安神的同时兼顾培阳育阴，才可从根源上加以改善。

（三）刘石坚医案

陈某，男性，72 岁。2021 年 5 月初诊。

【病史】患者反复夜间心烦不得眠，甚则通宵不寐，痛苦异常。平素常有头晕、耳鸣、心悸，五心潮热，筋惕肉瞤，口苦，舌红，苔白，脉弦。既往有动脉硬化病史 10 余年。

【诊断】

西医诊断：睡眠障碍。

中医诊断：不寐，肾水不足，虚火上炎。

【治法】滋水涵木，育阴潜阳。

【方药】白芍20g，甘草5g，龟甲25g，石决明25g，生地黄20g，丹参20g，牡丹皮10g，茯苓15g，鳖甲25g，知母10g，黄柏10g。2剂，水煎取药汁400ml，分次温服。

【二诊】服上药后诸恙同前。守前方，重用白芍至35g，甘草加至20g，并嘱患者夜间用白芍15g、甘草10g，煎水代茶。诸恙锐减，能安然入睡。

【随访】偶遇失眠，患者自行于睡前服用白芍甘草水，均可入睡。

【按】本案患者心烦不能寐，五心潮热，证属心肾不交、阴虚火旺，初诊使用滋肾阴降火之剂不甚明显；二诊重用白芍、甘草收效甚佳，以白芍酸收，甘草甘缓，合用则协同直入阴分，有酸甘化阴之妙，阴得复，火则能降，阴平阳秘，故能安睡。

名家验方

1. 滋阴健脑方（何炎燊方）

组成：炒龟甲10g，石决明20g，龙齿30g，生地黄20g，熟地黄20g，山茱萸15g，茯苓15g，何首乌15g，女贞子15g，墨旱莲15g，酸枣仁15g，丹参15g，山药15g，太子参15g，桑椹15g，三七10g。

功效：育阴潜阳，安神定志。

主治：肝肾阴虚所致不寐，症见思虑过度，心烦不寐，入睡困难，心悸多梦，伴头晕耳鸣，腰膝酸软，潮热盗汗，五心烦热，舌红，少苔，脉细数。

加减：失眠严重者，可酌加合欢皮、夜交藤以增强安神效果；兼有健忘者，可加远志、石菖蒲以开窍醒神；兼头晕目眩者，可加天麻、钩藤以平肝熄风。

按：不寐的病因较多，但究其病理变化，总属阳盛阴衰，阴阳失交。何老认为阴阳失衡，阴虚就会出现阳亢，而非真正的“有余”，因此提出“育阴潜阳法”。该方以炒龟甲、石决明、龙齿为君药，平肝潜阳、重镇安神；生地黄、熟地黄、山茱萸、茯苓、何首乌共为臣药，具有滋阴补肾、益精填髓的功效；女贞子、墨旱莲、酸枣仁、丹参、山药、太子参、桑椹为佐药，能养血安神、健脾益胃；三七为使药，能活血化瘀、以防药物过于滋腻。诸药合用，共奏育阴潜阳，安神定志之功。

2. 天麻健脑饮/天麻健脑颗粒（宁为民方）

组成：法半夏 9g，白术 10g，天麻 10g，钩藤 10g，红景天 6g，茯苓 15g，泽泻 10g，石菖蒲 10g。

功效：平肝熄风，健脾化痰。

主治：风痰上扰所致失眠，症见心神不宁，多梦，筋惕肉瞤，伴头晕，舌淡，苔白，脉弦滑。

按：本方为宁为民教授根据多年临床经验，结合岭南地方特色，以半夏白术天麻汤为基础，调整白术、法半夏、茯苓的方剂用量，去橘红、甘草、生姜、大枣，增加钩藤、石菖蒲、泽泻、红景天化裁而成。“见肝之病，知肝传脾，当先实脾”，半夏归脾、胃经，味辛，性温，为燥湿化痰之要药；天麻、钩藤，平肝熄风定惊，天麻、半夏联用，共调肝脾之和，为全方之君药。白术甘温补虚，苦温燥湿，可杜绝痰源。茯苓味甘而淡，药性平和，利水而不伤正，为利水消肿之要药；泽泻导湿下行，共除痰湿之源。石菖蒲引药上行，化解蒙蔽清窍之痰浊；红景天益气活血通脉。

3. 加减三甲复脉汤（宁为民方）

组成：生牡蛎 20g，鳖甲 20g，制龟板 20g，当归 10g，白芍 15g，大枣 10g，炙甘草 5g，浮小麦 20g，合欢皮 10g，何首乌藤 15g，柴胡 15g。

功效：滋阴安神。

主治：肾阴亏虚、肝阳浮越所致失眠（围绝经期失眠），症见失眠，多梦易醒，烦躁易怒，胁肋胀痛，五心烦热，乏力，夜尿频繁，舌红，少苔，脉细或兼数。

按：本方为宁为民教授根据多年临床经验所制，考虑肾阴亏虚贯穿于围绝经期失眠疾病的全过程。生牡蛎、鳖甲、龟板，潜阳“三甲”共为君药，增强育阴潜阳之力；当归、白芍合用，调和肝脾，白芍量多于当归，侧重平肝敛阴，抑制柴胡升发太过之性；大剂量柴胡配伍滋阴药，升中有降，与

"三甲"升降相因，调节气机平和；浮小麦、合欢皮、何首乌藤共组，安神除烦，和血养血；甘草、大枣调和诸药，防滋药碍胃，保后天之本，更为甘麦大枣汤化裁，辅以安神定志。全方动静结合，"三甲"重镇与柴胡升动，气机调和；刚柔并济：滋阴潜阳与疏肝解郁相配合，调和阴阳。

特色疗法

1. 子午流注疗法

子午流注疗法，是一种基于五输穴与阴阳五行为基础的针灸疗法，通过结合干支纪时，推算经气流注之盛衰开合，按时取穴，进行治疗。"子午"在此指时辰、阴阳和方位；"流注"意指气血的流动与输注，类似于水流在经脉中川流不息。这种针法将人体的气血运行比作水流，在经脉中循环不息，从而达到调节气血平衡的目的。

"子午流注"一词最早见于金代医家阎明广的《子午流注针经》。在金元时期，受到易学象数学说的影响和医家创新求变的学术背景影响，汉代京房易学的纳甲说和纳支说被引入针灸治疗中，从而逐渐形成根据日时干支推算经脉和穴位的针法。子午流注针法因其在治疗时间上的独特性，在治疗某些因素导致的失眠病证中取得显著疗效。

施治时间的选择，主要根据患者病情和辨证结果来决定，在不同时间选择本经或子母经进行补泻治疗。针对不同的失眠证型，如肝郁化火、痰热内扰、阴虚火旺、心脾两虚和心虚胆怯，可分别选择在戌时、辰时、酉时、午时、寅时进行子午流注针法施治，以契合各证型病机与经脉当令特点。常用的穴位包括神门、少府、厉兑、足三里、阴谷、太溪、复溜、大都、少冲、胆俞等。

临床医家常以子午流注针法为基础，同时配合方剂治疗失眠。例如，加味宁神膏配合子午流注灸法，治疗心肾不交型失眠。此方由熟地黄、山茱萸、山药、龟甲胶、茯苓、泽泻、牡丹皮、当归、天冬、黄连、肉桂组成。指导患者每日午时（11:00—13:00）和酉时（17:00—19:00）服用加味宁神膏，并在酉时服药后艾灸双侧涌泉穴，临床效果显著。

2. 耳穴压豆

《诸病源候论》曰："耳，宗脉之所聚也，若精气调和，则肾脏强盛，耳闻五音；若劳伤气血，则耳聋。"中医全息理论认为，耳是人体经络脏腑的汇集地，十二经脉皆直接或间接上达耳部，是沟通脏腑经络的桥梁，与身体各个部位相互联系，这为耳穴诊断和治疗疾病提供了生理基础。

耳穴压豆通过将王不留行籽埋压于耳部特定穴位，并给予一定程度和频率的刺激，产生酸、麻、胀、痛的感觉，从而疏通经络、调和阴阳、调理脏腑。

在改善睡眠方面，可以神门、交感、心、肾、垂前、皮质下为主穴，根据患者证型加减配穴，如肝郁化火加肝穴，痰热内聚加肺、大肠穴；心脾两虚加小肠、脾穴；心虚胆怯加胰、胆穴。

五、预防调摄

1. **泡茶**　根据失眠类型，可选择不同茶方泡茶。入睡困难者，用夏枯草10g、半夏6g、合欢花5g泡茶。夏枯草可升发肝气，半夏可敛降胃气，帮助恢复"阳入于阴"的平衡状态。易醒多梦者，予煅龙骨15g（先煎30分钟，滤渣后冲泡其他药材）、远志5g、柏子仁10g泡茶。对于早醒者，用五味子6g、枸杞子10g、桑椹10g泡茶。五味子中的木脂素可延长慢波睡眠时长。气郁体质者，饮用玫瑰解郁茶，用玫瑰花8g、佛手5g、薄荷3g；血虚体质者，饮用四物安神茶，用当归5g、熟地黄6g、白芍5g、红枣3枚；阳虚体质者，饮服桂枣暖阳茶，用肉桂3g、炙甘草5g、红枣5枚。更年期抑郁伴失眠者，可服用甘麦大枣茶，用浮小麦30g、炙甘草10g、大枣6枚。

2. **中药足浴**　中药足浴通过药物透皮吸收与穴位刺激双重机制，改善失眠，兼具安全性与便捷性。足浴刺激足部穴位（如涌泉、太冲、三阴交等），通过大脑、垂体反射区受热力刺激，调节神经递质的分泌。足部角质层薄，药物离子通过毛孔与汗腺进入体循环。用温水扩张血管，可提高药物的生物利用度；激活副交感神经；而用40℃温水刺激触觉神经，可以触发反射，降低交感神经的兴奋性。水温最好控制在42℃以下，防止烫伤。水位最好没过三阴交

（内踝尖上 3 寸）。足浴时间选择在睡前 1 小时，泡足 15~20 分钟，避免交感神经二次激活而影响入睡。频次为每周 4~5 次，连续足浴 4 周。推荐方剂：国医大师路志正安神足浴方，由何首乌藤 30g、远志 15g、珍珠母 30g、丹参 20g 组成。此方兼顾活血通络和潜阳安神，适合高血压伴失眠者。

3. **中药药枕**　药枕治疗失眠，通过鼻腔吸入药物挥发成分与头颈部穴位刺激，双管齐下，调节神经递质与自主神经的平衡。肝郁化火者，症见烦躁、多梦、口苦、胁痛，用菊花 100g、夏枯草 80g、薄荷 50g，制成药枕睡觉，以清肝泻火；心肾不交者，症见心悸健忘、腰膝酸软，用合欢花 150g、夜交藤 100g、磁石粉 50g，制成药枕睡觉，以交通心肾；痰湿内阻者，症见头重胸闷、舌苔厚腻，用石菖蒲 120g、佩兰 80g、陈皮 60g，制成药枕睡觉，以芳香化浊；气血两虚者，用当归 80g、酸枣仁 100g、龙眼壳 60g，制成药枕睡觉，以补血安神。东莞市中医院特制安神健脑枕，将竹茹 50g、旋覆花 80g、菊花 10g、广藿香 30g、石菖蒲 30g、檀香 10g 装入布袋，制成枕芯，枕于头部，通过药物发散作用，以达到安神助眠的功效。先将装入的药材进行处理，如花类进行微波杀青、防虫蛀；根茎类切薄片，烘干至含水量 <12%；磁石粉等用纱布包裹，防泄漏。枕芯结构是外层纯棉布和内层无纺布分格填充，药材占比 60%，荞麦壳占比 40%。每日睡眠时使用，取仰卧位，枕高 8~10cm，使头颈与躯干轴线成 15°，连续使用 3 个月后更换药材。

4. **针刺**　针刺疗法在临床治疗失眠中具有重要地位，主要包括毫针针刺、电针和皮内针三种方式。以下是针对每种针刺方法的详细介绍。

毫针针刺：毫针针刺是治疗失眠的常规方法，其效果因取穴规律、配穴方式、针刺补泻手法以及刺激量大小而异。在临床应用中，医生会根据患者的具体症状和体质，选择不同的穴位和针刺手法，以达到理想的治疗效果。

电针：电针疗法是在毫针针刺基础上增加电流刺激，以增强治疗效果。电针通过调节神经递质、改善脑血流及平衡自主神经功能，发挥其治疗作用。常用的基础穴位包括百会、神门、安眠、三阴交等。根据不同的病证，可以选择增加特定的配穴：心肾不交者，增加配穴太溪、心俞；肝郁化火者，增加太冲、行间；痰热内扰者，增加丰隆、内庭；心脾两虚者，增加足三里、脾俞。对于老年性失眠者，常选取印堂、神门、百会、三阴交、心俞和肾俞，通过对这些穴位的刺激，可以有效改善失眠症状，并增强认知功能。

皮内针：皮内针是一种新型的针刺疗法，通过埋置针体在皮内，产生持续的刺激，具有无不良反应、操作简便、安全无痛且留针时间长等优点。皮内针疗法通过刺激迷走神经耳支来调控褪黑素的分泌，帮助患者入睡。耳郭对应人体倒置胎儿投影，通过刺激相关穴位，可以下调大脑皮质的兴奋性，从而改善失眠症状。基础治疗失眠的穴位包括神门、皮质下、心、枕、安眠等。具体操作步骤如下。①消毒：使用75%酒精棉球对耳郭进行环形消毒。②刺入：用镊子夹持揿针，垂直刺入皮内，胶布固定。③按压：患者每日自行按压3~5次，每次每穴10秒。④注意事项：埋针期间避免游泳和蒸桑拿，按压力度以轻度痛感为宜，避免过度刺激。

5. **饮食调节** 饮食调节通过补充助眠营养素、平衡神经递质及调节肠道菌群，可以有效改善睡眠质量。以下是具体的饮食调节方法。①助眠食物：可以多食用富含色氨酸、镁、褪黑素前体的食物，如豆腐、黑巧克力、杏仁、酸樱桃汁、燕麦等食物。②助眠饮品：睡前服用温牛奶，摄入酸樱桃、黑巧克力，可以促进睡眠。③饮食禁忌及注意事项：失眠患者应避免食用富含咖啡因（包括咖啡、浓茶和能量饮料，午后2点禁止饮用）、酒精（表面上可助眠，实则破坏睡眠结构）的食物，或高糖食物（睡前食用，易引发血糖波动，导致皮质醇水平升高）。睡前3小时完成晚餐的摄入，因为胃排空需2~4小时，消化食物时也会引起失眠。④药膳：心脾两虚型失眠，见多梦易醒者，适合服用龙眼莲子安神羹，用龙眼肉15g、莲子20g、百合10g、糯米50g，文火慢炖1小时，加蜂蜜调味，可以补益心脾。阴虚火旺型失眠，症见烦躁难眠者，适合服用百合地黄粥，用鲜百合30g、生地黄15g、粳米60g，生地黄煎汁，代水煮粥，最后5分钟加百合，便溏者减少生地黄的用量。痰热内扰型失眠，症见头重胸闷，适合服用竹茹陈皮饮，用竹茹10g、陈皮6g、茯苓15g，煎煮20分钟，代茶频饮，竹茹多糖可调节肠道菌群。

6. **行为认知干预** 行为认知干预通过调整睡眠环境和行为模式，帮助患者建立良好的睡眠习惯。①管理睡眠环境：床仅用于睡眠与性活动，禁止玩手机或工作；躺下20分钟未入睡即离床，待有睡意再返回；即使周末，也要固定起床时间，拒绝在日间补觉。②记录1周睡眠日志，计算平均实际睡眠时间，设定初始卧床时间，并严格按照此时间上床或起床，逐步每周延长15分钟，有助于调整作息规律。

7. 运动疗法　适量的运动可以改善失眠症状，增强体质，调节情绪。以下是几种常见的运动疗法及其具体方式。①太极云手改良法：取立位缓慢交替画“倒八”字，可以激活胸锁乳突肌副交感神经通路，睡前1小时练习10分钟，配合腹式呼吸，有助于放松身心。②反向渐进松弛：从脚趾开始紧绷肌肉5秒，然后放松，自下而上，直至面部肌肉，全程约20分钟；通过主动紧张，打破肌肉代偿性紧张循环，帮助患者放松身心。③有氧耐力训练：找到适合自己的运动方式，增强体质、改善情绪，如快走/慢跑（心率控制在120次/分）、游泳（水温26~28℃，缓解肌肉紧张）、骑自行车（低冲击力保护关节）等。④抗阻力训练：抗阻力训练可以促进生长激素分泌，修复神经系统，降低皮质醇水平。常见的抗阻力训练包括深蹲、俯卧撑、弹力带划船等。注意最好在睡前3小时完成运动，以免过度兴奋而影响入睡。

第九章 郁证

一、概　　述

郁证，又称"郁病""六郁"，是以心情抑郁，情绪不宁，胸部满闷，胸胁胀痛，易怒喜哭，咽中有异物梗阻等症为主要临床表现的一类病证。《黄帝内经》中虽然未直接提及"郁病"这一病证名称，但在《素问·六元正纪大论》中已有关于"五气之郁"的论述，指出："郁之甚者，治之奈何？""木郁达之，火郁发之，土郁夺之，金郁泄之，水郁折之。"《金匮要略·妇人杂病》中也提到"妇人脏躁……甘麦大枣汤主之""妇人咽中如有炙脔，半夏厚朴汤主之"。元代朱丹溪在《丹溪心法·六郁》中首次系统论述了郁病，将其分为气、血、痰、火、湿、食六郁，并创立了六郁汤、越鞠丸等治疗方剂，丰富了中医学对郁病的认识和治疗。明代虞抟《医学正传》中进一步将"郁病"确立为病证名称，并明确将其范围扩展为由情志、外邪、饮食等多种因素引起的广义郁病。

二、病因病机

郁证的发生主要与七情所伤密切相关，尤其是忧思、郁怒、恐惧等情志刺激，损伤肝、脾、心等脏腑，导致气机郁滞，脏腑功能失调，气血阴阳失衡而形成。

1. **忧愤伤肝**　忧思郁虑、愤懑恼怒等情志刺激会导致肝失疏泄，气机不畅，进而引发肝气郁结，形成气郁。由于气为血帅，气行则血行，气滞则血行不畅，因此，气郁日久可进一步发展为血郁；若气郁长时间得不到疏泄，郁热不化，则可能化生肝火，上炎为火郁；同时，气郁也可导致津液停滞，聚结成痰，形成痰郁。由此可见，气郁是血郁、火郁、痰郁等诸郁的前提和基础。

2. **忧思伤脾**　忧愁思虑、精神紧张或长期伏案而过度思虑，均会损伤脾胃，导致脾气郁结。若肝气郁结，木不达土，进一步影响脾胃的健运功能，可导致消磨谷食和运化水湿的能力受到阻碍。脾不消磨谷食，则形成食郁；脾不运化水湿，则形成湿郁；若水湿内停，凝结为痰浊，则形成痰郁。久郁伤脾，会导致气血生化乏源，最终出现心脾两虚。

3. **火扰心神** 由于精神刺激如愿不遂、家庭不睦、遭遇不幸等，长期使精神紧张，可能导致心气血不足，或心阴亏虚、心火亢盛，出现心失所养或火扰心神等病变。心的病变又可进一步影响其他脏腑，正如《灵枢·口问》所述："悲哀愁忧则心动，心动则五脏六腑皆摇。"

4. **脏气易郁** 郁证的发生不仅与精神刺激的强度及持续时间有关，还与体质因素密切相关。例如，心怀开阔、承受能力强者，即使受到一定的精神刺激，也能化解，不易形成郁证；而对精神刺激较为敏感者，则易致病。古代将这种脏气易郁的情况称为"脏气弱"。《杂病源流犀烛·诸郁源流》曰："诸郁，脏气病也。其源本于思虑过深，更兼脏气弱，故六郁之病生矣。六郁者，气、血、湿、热、食、痰也。"这一论述明确提出了郁证的内因[1]。

5. **三焦气化失司** 广东省名老中医何炎燊提出，风、火、痰、瘀等病理产物在体内形成后，壅塞三焦，导致气机升降失司，脑神失养，气血失调，从而发为中风。宁为民教授在此基础上，结合何先的"表里上下同治、宣通三焦"治疗法则，认为三焦气化失司是卒中后抑郁的核心病机：气机升降不利，上焦阳气不得宣达周身，则一身尽重，不可自转侧，表现为身体困重、头昏乏力；中焦脾胃运化不利，则见纳呆、默默不欲饮食；下焦气化不利，殃及肾与膀胱，则见小便不利。治疗时，以宣通三焦法为主。

综上所述，郁证的发生既有外在的精神刺激因素，也有内在的脏气弱的体质因素。其病位主要为肝脏，但可影响心、脾、肾等多个脏腑，其核心病机为气机郁滞，导致脏腑功能失调。郁证初期以气郁为主，随着病情的发展，气郁可逐渐引发血瘀、化火、痰结、食滞及湿停等病机变化。病程初期多为实证，久则易由实转虚，进一步损伤气血阴阳，形成心、肝、脾、肾亏虚的不同病变。

三、辨证论治

郁证的辨证论治需基于脏腑虚实的辨别，结合六郁的具体表现进行针对性治疗。郁证的发生以肝失疏泄为核心，但可影响多个脏腑，而且表现多样。治疗时应以理气解郁、调畅气机、怡情易性为总体原则，具体分为实证、虚证及虚实夹杂证三大类。实证，以气郁、血郁、痰郁、火郁、湿郁、食郁为主要表现，治疗上以理气开郁为主，配合理气、化瘀、祛痰、降火、化湿、消食等方法；虚证，以心、脾、肝、肾等脏腑气血亏虚为主要表现，治疗上根据辨证情况，采取补益心脾、滋补肝肾、养心安神等法；对于虚实夹杂证，治疗时需重视“补虚泻实”，即在补益虚证的同时，兼顾疏理实证。除药物治疗外，精神调养同样重要。临床上需因人制宜，结合患者的具体症状和体质，灵活调整治疗方案。

（一）肝气郁结

【症状】精神抑郁，情绪不宁，胁肋胀痛，胸部满闷，善太息，痛无定处，脘闷嗳气，不思饮食，大便不调，女子月事不行，舌质淡红，苔薄腻，脉弦。

【治法】疏肝解郁，理气畅中。

【方药】柴胡疏肝散加减。柴胡 10g，陈皮 12g，川芎 12g，香附 10g，枳壳 12g，白芍 15g，甘草 10g。胁肋胀痛较甚者，加郁金、青皮、佛手疏肝理气；肝气乘脾者，见腹胀、腹泻，加苍术、茯苓、厚朴、乌药健脾化湿、理气止痛；肝气犯胃，胃失和降者，见嗳气频作，脘闷不舒，加旋覆花、代赭石、法半夏平肝和胃降逆；食滞腹胀者，加神曲、鸡内金、麦芽消食化滞；肝郁血瘀者，加当归、丹参、郁金、桃仁、红花。五郁为病，先起于肝气郁结，服汤药的同时，可以常服越鞠丸，以行气解郁。

（二）气郁化火

【症状】急躁易怒，胸胁胀痛，口苦口干，头痛、目赤、耳鸣，或见吞酸，大便秘结，舌质红，苔黄，脉弦数。

【治法】疏肝解郁，清肝泻火。

【方药】丹栀逍遥散加减。柴胡 10g，当归 12g，白芍 12g，白术 10g，茯苓 12g，甘草 5g，牡丹皮 12g，栀子 12g，生姜 5g，薄荷 5g（后下）。热势较甚，口苦便秘者，加龙胆草、大黄泻热通腑；肝火上炎者，见头痛、目赤，加菊花、钩藤、白蒺藜清热平肝；阴伤者，见舌质红，少苔、脉细数，去当归、白术、生姜之温燥，加生地黄、麦冬、怀山药等滋养阴液；肝火犯胃者，见胁肋疼痛、口苦、嘈杂吞酸、嗳气呕吐，加黄连、吴茱萸（即左金丸），清肝泻火，降逆止呕。

（三）痰气郁结

【症状】精神抑郁，咽中如物梗塞，胸部闷塞，胁肋胀痛，咽中之物咽之不下，咯之不出，或见咳嗽有痰，或吐痰而不咳嗽，或兼胸胁刺痛，舌质淡红，苔白腻，脉弦滑。

【治法】行气开郁，化痰散结。

【方药】半夏厚朴汤加减。半夏 10g，厚朴 12g，紫苏 10g，茯苓 12g，生姜 5g。气郁甚者，合逍遥丸，加香附、佛手、枳壳等增强理气开郁之力；痰郁化热者，见呕恶、口苦、苔黄而腻，去生姜，加浙贝母、黄芩、瓜蒌仁、海浮石、连翘、桔梗、竹茹，或用温胆汤清热化痰；有瘀血者，加丹参、姜黄、茜草等活血化瘀。

（四）心神失养

【症状】精神恍惚，心神不宁，多疑易惊，悲忧善哭，喜怒无常，或时时欠伸，或手舞足蹈，舌质淡，脉弦细。

【治法】甘润缓急，养心安神。

【方药】甘麦大枣汤加味。心阴不足、心火偏旺者，见舌干咽燥，五心烦热，舌红，脉细数，加朱砂安神丸以清心安神；血虚生风者，见手足蠕动，加当归、生地黄、珍珠母、钩藤以养血熄风。

（五）心脾两虚

【症状】多思善虑，纳差神疲，头晕健忘，心悸失眠，夜寐多梦，食后腹胀，舌质淡，苔薄白，脉细弱。

【治法】健脾养心，补益气血。

【方药】归脾汤加减。党参 15g，黄芪 20g，白术 15g，茯苓 15g，酸枣仁 15g。龙眼肉 10g，木香 5g，炙甘草 15g，当归 15g，远志 15g，生姜 5g。大枣 10g。心胸郁闷，情志不舒者，加郁金、佛手、合欢花理气开郁；头痛者，加川芎、白芷、白蒺藜活血祛风止痛；失眠多梦严重者，加五味子、夜交藤；心悸怔忡者，加龙骨、牡蛎重镇安神；食欲不振、腹胀者，加陈皮、砂仁以行气健脾。

（六）肝肾阴虚

【症状】眩晕耳鸣，目干畏光，视物昏花，或头痛且胀，面红目赤，急躁易怒，或肢体麻木，筋惕肉瞤，舌质干红，脉弦细或数。

【治法】滋养阴精，补益肝肾。

【方药】杞菊地黄丸加减。熟地黄 20g，山茱萸 15g，山药 20g，泽泻 10g，牡丹皮 15g，茯苓 15g，枸杞子 15g，菊花 10g。肝阴不足，肝阳偏亢，肝风上扰者，见头痛、眩晕、面红潮热，筋惕肉瞤，加刺蒺藜、决明子、钩藤、石决明平肝潜阳、柔肝熄风；肝阴不足、肝郁化火者，见急躁易怒、口苦口干、舌红苔黄等症者，可用滋水清肝饮；腰酸遗精、乏力者，加龟甲、知母、杜仲、牡蛎等益肾固精；月经不调者，加香附、泽兰、益母草理气开郁、活血调经；虚火甚者，症见低热，加银柴胡、白薇、麦冬、地骨皮清虚热：阴阳两虚者，可用二仙汤、菟丝子、锁阳、鹿角等。

四、医案解要

（一）刘茂才医案

许某，女，30 岁，2014 年 11 月 11 日初诊。

【病史】患者失眠 8 年余，以入睡困难为主，平素易怒、易哭，曾至心理科就诊，并被诊断为“抑郁症”，多次至外院门诊治疗，曾服用奥氮平改善睡眠，但因副作用较大，现求中医治疗。

【刻下症】失眠，易怒、易哭，纳可，小便调，大便烂，舌暗红，苔薄白，脉弦滑。

【诊断】

西医诊断：抑郁症。

中医诊断：郁证（肝气郁结，横逆犯脾，心神失养）。

【治法】疏肝解郁，健脾畅中，养心安神。

【方药】柴胡 15g，郁金 15g，合欢花 10g，茯苓 15g，浮小麦 30g，大枣 10g，枳壳 10g，赤芍 15g，白术 15g，栀子 10g，党参 15g，何首乌藤 30g。共 7 剂，水煎内服。

【二诊】2014 年 11 月 18 日二诊，患者睡眠障碍改善，易怒、易哭等情绪问题减轻，大便仍偏烂、不成形，怕冷。此乃病久及肾，故在前方基础上加用益智仁温肾止泻，继服 7 剂，并继续嘱其注意情志调护。

【三诊】2014 年 11 月 25 日三诊，患者睡眠障碍、易怒、易哭等症状明显好转，大便偏烂情况改善，因担心病情反复，要求继续服药巩固疗效，遂以上方稍作加减服用，随访 2 个月，郁证情况好转，渐渐稳定。

【按】《灵枢·本神》中云:“肝气虚则恐,实则怒。”肝郁则气滞,需疏泄以复其条达之性。肝郁易致气机壅滞,少阳枢机不利,表现为胸胁胀满、情绪抑郁。柴胡为疏肝之要药,与枳壳配伍可升降气机,郁金活血行气,三者共奏疏肝解郁之效,暗合《伤寒论》小柴胡汤“和解少阳”之法。党参、白术健脾益气,茯苓利湿宁心,大枣调和营卫,共奏补中培土之效,防止肝郁克脾。《脾胃论》中记述“脾胃为气机升降之枢”,脾健则肝气自和。刘茂才教授在治疗郁证时注重“郁久化火”,栀子清三焦郁热,赤芍凉血散瘀,二者针对肝郁化火之口苦、心烦、舌红等症状,可起到清肝泻火,凉血安神的作用。合欢花解郁安神,何首乌藤养血通络,浮小麦敛汗除烦,仿《金匮要略》甘麦大枣汤之意,调和阴阳以安神。

此外,刘茂才教授强调,郁证的治疗应结合精神调养,患者应移情易性,保持心情舒畅,避免不良精神刺激。

(二)刘茂才医案

丁某,男,38岁,2012年3月8日初诊。

【病史】患者于2010年在外院诊断为“焦虑症”,呈现入睡困难等症状,长期依赖安眠药,但效果有限。既往有前列腺炎病史、支气管扩张病史。

【刻下症】睡眠欠佳,入睡困难,白天少许头胀不适,记忆力下降,情绪低落,不自主紧张,焦虑,手心汗出,无口干,饮食一般,二便一般,大便时有黏液,舌红,苔薄黄、有裂纹,脉弦细。

【诊断】

西医诊断:神经衰弱。

中医诊断:郁证(脾肾不足,肝失疏泄)。

【治法】健脾固肾,理气疏肝。

【方药】党参20g,茯神15g,白术15g,益智15g,合欢皮25g,何首乌藤30g,菟丝子15g,麦冬15g,郁金15g,泽泻15g,制远志10g,生山茱萸15g。

【二诊】2012年3月15日二诊,药后精神状态较前有所好转,现每日睡眠时间为7小时,心情较前舒畅,时有咳痰、色暗,有小便不尽感,舌淡,苔薄黄,脉弦细。故在原方基础上加用白芍、车前草、关黄柏清热利尿。继服7剂,并继续嘱其注意情志调护。

【三诊】2012 年 3 月 22 日三诊，药后睡眠好转，仍有早醒、梦多，现每日睡眠时间为 7~9 小时，肢体肌肉不自主地紧张，有小便不尽感，舌淡，苔薄黄，脉弦细。故在原方基础上加用石菖蒲。继服 7 剂。

【四诊】2012 年 3 月 29 日四诊，现夜间 10:30 左右休息，早晨 6:00 左右自然醒，精神状态尚可，稍感疲倦，夜间梦多，时有难以集中注意力，少许咯痰，无明显咳嗽，大便尚可，小便仍有不尽感，舌淡，苔薄白，脉弦细。故在原方基础上加用女贞子、百合、柴胡滋阴补肾、疏肝理气。继服 7 剂。

【按】郁证的病因多为情志内伤，病机演变常涉及肝、心、脾、肾等多脏功能失调。忧思过度，易伤脾胃，脾失健运，则气血生化不足，继而引发心脾两虚、心神失养之证。若肝气久郁化火，火热灼伤阴液，累及心肾之阴，则易形成阴虚火旺之证。《类证治裁·郁证》曾指出："七情内郁，初则气机阻滞，渐而血行不畅，日久必致虚损。"这与临床上"久病成劳"的病理特点相契合。

刘茂才教授在治疗郁证久病患者时，强调以调脾固肾为根本。临证常以党参、白术健运中焦，辅以菟丝子、山茱萸等药固护肾气，既培补后天以资先天，又通过脾肾双调恢复机体气化功能。针对失眠证治，他提出"肝郁中焦"的核心病机观——肝气失于疏泄，郁滞中焦而扰乱气机升降，故主张以郁金、合欢皮等药疏肝解郁，使气机条达而神自安。此外，他特别关注久病耗阴的病理特点，常在方中配伍麦冬等滋阴之品以固护阴液，体现了"疏补兼施"的治疗思想。这种辨证模式既注重从肝、脾、肾整体把握病机本质，又能兼顾痰、火、瘀等兼夹证候，展现了中医"治病求本"的临证思维。

名家验方

1. 治抑郁方（刘石坚方）

组成：柴胡 15g，白芍 15g，当归 15g，茯苓 15g，牡丹皮 10g，栀子 15g，合欢皮 20g，玫瑰花 10g，麦冬 15g，甘草 5g，浮小麦 25g，茉莉花 15g。

功效：疏肝解郁，柔肝清火。

主治：情绪郁闷不畅，胸闷，头有重压感，精神不爽，口苦，睡眠质量差，多梦，偶有躁动感，舌质红。

加减：脾虚便溏者，加白术、山药增强健脾止泻之功；失眠严重者，加酸枣仁、夜交藤助安神定志；阴虚明显者，加生地黄、百合增强滋阴润燥之功；气滞血瘀者，加郁金、丹参以活血行气。

按：此方以丹栀逍遥散为基础，治以疏肝解郁、清肝泻火。方中以柴胡、合欢皮、玫瑰花、茉莉花疏肝解郁，白芍、当归以养血柔肝，牡丹皮、栀子清热凉血，茯苓健脾利湿，麦冬、浮小麦滋阴安神，甘草调和诸药。上方中注重疏肝与滋阴并重，清热兼顾健脾，安神药多层次作用。此方以疏肝清热、滋阴安神为核心，适用于肝郁化火、心肝阴虚证候，尤其适合更年期或长期情绪压力导致的复杂情志病。临床需根据患者体质进行微调，避免过用理气药耗气、寒凉药伤胃，必要时配合健脾药或活血药，以增强疗效。

2. 治焦虑方（刘石坚方）

组成：柴胡 15g，合欢皮 20g，夜交藤 20g，淮山药 20g，山茱萸 20g，熟地黄 15g，白芍 15g，枸杞子 15g，黄芪 20g，党参 20g，远志 5g，大枣 20g，百合 20g。

功效：补肝肾，益心血，佐以疏肝。

主治：以肝气虚为主，伴肝郁化火。精神郁压，情绪低落，多愁善感，多疑多虑，善太息，常把事物往坏处想，悲观失望，睡眠不安，舌质淡红，脉细软。

加减：若痰湿内阻，见胸闷、舌苔厚腻，去熟地黄以防滋腻碍胃，加茯苓、白术以健脾祛湿；若失眠严重，加酸枣仁、生龙骨、生牡蛎增强镇静安神之效；若阴虚火旺，见五心烦热、盗汗，去黄芪，加知母、黄柏以清虚热。

按：方中以柴胡、合欢皮为君药，柴胡升散透邪，合欢皮解郁安神，共奏疏肝解郁之功；黄芪、党参、淮山药、大枣为臣药，补中益气，增强运化之力，共奏健脾益气之功；山茱萸、熟地黄、枸杞子为臣药，以补肾填精。若脾胃虚弱，熟地黄减至 10g，加砂仁 6g（后下）；肝郁化热者，加栀子 10g、牡丹皮 10g。湿热体质禁用，实热证慎用，孕妇需去红花、川芎等活血药。方中用柴胡、合欢皮、夜交藤、白芍疏肝，山茱萸、淮山药、熟地黄、枸杞子补益肝肾，黄芪、党参补气以鼓舞肝气，大枣、百合、远志补心宁神，肝气疏，肾水足，肝脾气弱，心阴得养病可好转。

特色疗法

1. **耳穴压豆** 在心、肝、脾、肾、神门、交感等耳穴上贴压王不留行籽。嘱患者每天早、中、晚及睡前各按揉穴位1次，每次1分钟左右。一般单次治疗取一侧耳穴，3天更换1次，左、右两耳交替。

耳穴压豆通过刺激耳部特定穴位，疏通经络，调整脏腑气血功能，达到镇静安神、调节阴阳之功。人体耳朵上有93个穴位，耳穴的分布犹如一个倒置在子宫内的胎儿，对应身体各个部位。耳穴压豆利用王不留行籽的药性，通过胶布将其贴压在相应穴位上，借助按揉刺激穴位，发挥对机体的整体调节作用。

2. **中药足浴** 选用磁石、酸枣仁、夜交藤等中药煎煮足浴水，利用足部丰富的经络和穴位，使药物成分通过皮肤渗透作用，达到宁心安神、促进睡眠的效果。东莞市中医院自行研发的“中药助眠沐足方”深受患者欢迎。

建议沐足水温控制在45℃左右，不要低于35℃，每次浸泡足部15~20分钟，以身上有微微温热感或微微汗出为佳。手足偏凉者，可每1~2天沐足1次。

沐足时选择避风处，注意保暖，防止汗孔开泄，易受邪袭；水的温度要适宜，水温不宜过热，以防烫伤；沐足过程中如发生头晕等不适，应当停止沐足，卧床休息；老人和儿童应有专人陪护。对中药有效成分过敏者禁用；有出血倾向、高热性疾病、月经期、贫血者禁用。

3. **经穴推拿技术** 经穴推拿是一种通过按法、点法、推法、叩击法等手法作用于经络腧穴的治疗方式，具有减轻疼痛、调节胃肠功能、温经通络等功效。例如，用手指梳理头皮，点按百会、太阳、风池等穴位，促进头部血液循环，缓解头部紧张；或按摩足底的涌泉穴，以产生酸胀感为度，帮助引火归元，改善睡眠质量。

注意推拿过程中，需根据患者的具体情况调整手法强度。推拿后，建议患者用温水泡脚或休息，避免立即进行剧烈运动。对于体质虚弱或有严重疾病患者，需在医生指导下进行浴足。

4. 拔火罐　在背部的膀胱经、督脉等部位进行拔罐，可选择火龙罐、平衡火罐等方法，能疏通经络，调节气血，改善因气血不畅等引起的抑郁和失眠等。

平衡火罐是一种综合性拔罐技术，选取背部俞穴和督脉，结合闪罐、揉罐、走罐、抖罐、留罐等多种手法施治。督脉总督一身阳经，上行入脑；心俞、肝俞、胆俞、脾俞、胃俞、肾俞位于背部足太阳膀胱经，通过刺激膀胱经和督脉的穴位，可调理全身脏腑，平衡阴阳，激发经气，疏通经络，使各经脉气血运行通畅，从而达到改善机体疲劳的效果，促进心肾交济、肝脾调和。

5. 穴位敷贴　以 0.9% 生理盐水或温水擦洗皮肤后，用压舌板将所需药物均匀地平摊于棉纸或薄胶纸上，厚薄适中，再将铺好的药物覆盖在患处，四周反折固定。通过药物的渗透作用，达到疏通腠理、清热解毒、消肿止痛的效果。

6. 针灸治疗　东莞市中医院针灸推拿门诊传承运用针灸专家符文彬教授的针灸思维，采用"一针二灸三巩固"，结合"疏肝调神"针灸术，以疏肝理气、调心神为治疗原则，选取肝经或相关穴位及任脉、督脉的穴位，通过针刺调节脏腑气血，起到安神定志的作用。具体选取百会、四神聪、神门、三阴交等主穴。肝郁者加太冲；心脾两虚者加心俞、脾俞；心肾不交者加心俞、肾俞等，通过针刺，调节脏腑气血。

现代神经生理学认为，大脑额叶皮层对情绪的调节起到重要作用，针刺头部穴位，可加强海马与额叶、顶叶之间的功能连接，从而疏通气血，改善脑部循环，调节神经功能紊乱。此方法不仅能帮助青少年疏导情绪，提高睡眠质量，还能提高其学习效率、记忆力和思维能力。

7. 心理疗法

（1）认知行为疗法（CBT）：聚焦于改变负面思维模式与行为，打破"消极思维→抑郁情绪→退缩行为"的恶性循环。具体操作方法：识别并挑战"自动化消极思维"（如"我一无是处"），替换为更现实的认知；通过制定可执行的小目标（如散步、社交），逐步恢复活力与兴趣；针对因抑郁而回避的场景（如社交场合），循序渐进，重新接触。短程治疗（通常6~20次）适合轻中度抑郁者，可以帮助患者识别和改变消极思维模式，对“过度自责”的患者效果显著。

（2）正念认知疗法（MBCT）：结合正念冥想与认知疗法，培养对情绪的觉察，而非评判，以预防抑郁的复发。具体操作方法：觉察身体感受，减少“沉浸于思维”的状态；通过专注呼吸，锚定当下，降低情绪反应强度；快速应对情绪危机（焦虑/低落时暂停→觉察→恢复）。适用于反复发作的抑郁患者，可降低复发风险，需每日练习10~15分钟，初期可能因情绪浮现而感到不适。

（3）人际关系疗法（IPT）：抑郁常与社交功能受损相关，通过改善人际关系，减轻症状。聚集于哀伤处理（如丧失亲友后的适应）、角色冲突（家庭、职场关系矛盾）、角色转换（离婚、退休等生活变化）、社交孤立（建立新关系或修复旧关系）四大领域，通过角色扮演、沟通技巧训练、明确关系中的需求与边界等方式介入。适用于因人际压力触发抑郁，或伴社交焦虑者，疗程通常为12~16周。

（4）心理动力学治疗：探索潜意识冲突、童年经历与当前抑郁的关联，增进自我理解。自由联想可以无约束地表达想法，揭示潜在的情感模式。移情分析可以处理患者与治疗师之间的关系，反映其人际模式。适用于愿意面对过去创伤的患者，疗程通常较长（数月至数年），适合希望深入自我探索或伴有人格特质问题的患者。

五、预防调摄

1. 生活规律

（1）规律作息：中医强调“天人相应”，主张顺应自然规律，养成早睡早起的良好习惯。根据子午流注养生法，子时（23:00—1:00），胆经当令，建议23:00前入睡，促进胆气生发，帮助肝胆排毒；午时（11:00—13:00），心经当令，适宜午休20~30分钟，闭目养神，可缓解疲劳、养心安神。四季作息调整，春夏季宜早起（5:00—6:00）晚睡（22:00—23:00），顺应阳气升发；秋冬季宜早睡（21∶00—22∶00）晚起（6∶00—7∶00），收敛阳气，藏精养肾。

（2）制订日程：合理安排每天的任务和休息时间，避免过度劳累，保持阴阳平衡。建立作息记录表，用手机 App 记录睡眠周期，分析深睡比例。加入早起打卡社群，通过群体监督来强化习惯。阶段性奖励自己按时完成计划，每坚持 21 天规律作息，给予自己一定的非物质奖励。

（3）避免失眠：创造一个环境安静、舒适、光线黑暗、温度适宜（20~22℃）的卧室环境，帮助入睡。可使用遮光窗帘、耳塞。选择合适的床垫和枕头，以支撑身体曲线，避免腰背不适。睡前 6 小时内，不要饮酒、咖啡、茶等兴奋性饮料，晚餐不要进食过饱，以免胃部不适而影响休息。感到有困意才上床入睡，如果躺下后超过 20 分钟仍无法入睡，坐起来或下床走一走，感到有困意时再返回床上睡觉。半夜醒来后不要看时间，以免引发焦虑，影响再次入睡。白天尽量在同一时间起床，感觉没睡足的可以选择在 13∶00—14∶00 午睡 30 分钟以补充精力，其余时间补觉可能会适得其反。

2. 适当运动

（1）运动原则：动静结合、顺应四时、因人而异。动以强筋骨，静以养气血。春夏季，早晨运动以助阳气升发；秋冬季，午后运动以避寒护阳。气虚体质者首选太极拳、散步，避免高强度运动，以免耗气；湿热体质者推荐游泳、骑行，促进排湿散热。

（2）定期锻炼：中医认为“动则生阳”，适量运动可以促进气血运行，每周至少进行 150 分钟的中等强度有氧运动，如快走、跑步或游泳等，以出微汗、可说话，但无法唱歌为度。

（3）选择喜欢的身心运动：找到适合自己的运动方式，增加坚持的动力，如散步、瑜伽、太极拳、八段锦等，增强体质，改善情绪。如八段锦 / 五禽戏中，可练习“双手托天理三焦”“攒拳怒目增气力”，每式重复 6~8 次。瑜伽通过调节自主神经系统（增加副交感神经活性），可改善失眠、焦虑的抑郁患者的状态。在瑜伽拉伸中，下犬式（拉伸膀胱经）、蝴蝶式（打开肝经）的每个动作均保持 30 秒。

（4）户外活动　多接触自然，接触阳光和呼吸新鲜空气有助于改善情绪，“阳气”充足则精神饱满。如每周进入森林或公园环境 1 次，静坐或慢行 2 小时，专注呼吸与自然声音。

3. 饮食疗法 中医饮食疗法以“治未病”为核心，注重通过饮食调理整体平衡，缓解抑郁症状。以下为饮食疗法的具体内容。

饮食原则：中医强调“五谷为养，五果为助，五畜为益，五菜为充”，要求摄入足够的蛋白质、碳水化合物、健康脂肪、维生素和矿物质。多吃蔬果，其中富含抗氧化剂，有助于减轻压力，中医认为绿色蔬菜可以疏肝理气。南瓜子、黑芝麻、香蕉、奶酪、深海鱼中富含色氨酸，并且《本草纲目》载黑芝麻“补五内，益气力，长肌肉，填髓脑”。亚麻籽油、核桃、青花鱼中含有 Omega-3 脂肪酸。

地方饮食文化：岭南地区由于气候因素，形成了独特的饮食调理文化，如玫瑰花茶、陈皮茶等疏肝理气，适合缓解肝气郁结；莲子、百合、龙眼肉养心安神，适合改善失眠和心悸；绿豆汤、冬瓜汤清热化痰，可缓解烦躁和失眠；茯苓、薏苡仁红豆饮（茯苓 15g、赤小豆 30g、薏苡仁 20g）利湿化浊，可缓解湿热忧郁；核桃和龙眼肉煮粥食用，补肾益脑，适合肾精不足型抑郁。

其他：糙米、猪肝、芦笋、黑豆富含 B 族维生素，可以调节神经系统；菠菜、黑巧克力、杏仁中富含镁元素，镁元素可以缓解焦虑。同时，减少如咖啡因、糖和酒精等刺激性食物的摄入。

4. 传统疗法

（1）刮痧：准备刮具（铜砭）、刮痧油等物品，在选定部位与皮肤保持 45°~90°，从上至下按单一方向进行刮擦。若皮肤干涩，随时蘸湿再刮，刮至局部皮肤出现发红或红紫色痧点。注意刮痧后避免风直吹刮拭部位，刮痧后 4 小时内忌洗澡，2 次刮痧间隔一般为 7~10 天，或以痧退为标准。

（2）针灸：根据辨证选择穴位，比如百会、神门、内关、太冲、三阴交等，通过调节中枢神经系统功能，改善情绪紊乱。适用于轻度至中度抑郁患者。

（3）推拿按摩：以推法、按法（包括点法、压法）为主。取穴百会、身柱、至阳、命门、膻中、中脘、气海、心俞、肝俞、脾俞、肾俞、足三里、环跳、三阴交、太冲、涌泉。操作程序如下，①患者俯卧，术者站在患者右侧，用双手掌根部在其脊柱两侧从肩部开始，由上而下地成直线推按至两侧足跟，反复 5~6 遍；双手掌在脊柱两侧按揉背腰部 5~6 遍；双手掌根部相叠，沿督脉路线按揉 5~6 遍，即推压身柱、至阳、命门，指揉压心俞、肝俞、脾俞、肾俞；用手掌或肘部按揉臀部，指压环跳；揉拿大、小腿后侧，压涌泉。②患者仰卧，术者双手掌从患者两侧锁骨下开始，沿足阳明胃经路线向下按推至足尖 5~6 遍；手掌按揉胸大肌，指压膻中，呈波形揉捏腹部 5~6 遍；两手拇指齐压中脘与气海；揉拿大腿内、外侧，指压足三里、三阴交、太冲。③患者正坐，术者指压患者百会、风府、风池，拇指与其他四指分开捏肩并数遍，两手拇指齐压曲池与合谷，每次治疗 40 分钟，每天 1 次。在施治过程中，要按以上顺序进行操作。按压每个穴位时，以患者有酸、麻、胀、重或触电样感觉为佳，即“得气”。

第十章　口僻（周围性面神经麻痹）

一、概　　述

口僻，中医亦称“歪嘴风”“吊线风”，指口角向一侧歪斜，目不能闭合等表现。现代医学中的周围性面神经麻痹即属于口僻范畴。《灵枢・经筋》曰：“卒口僻，急者目不合，热则筋纵，目不开。颊筋有寒，则急引颊移口；有热则筋弛纵缓不胜收，故僻。”隋代巢元方《诸病源候论・风口候》云：“风邪入于足阳明、手太阳之经，遇寒则筋急引颊，故使口㖞僻，言语不正，而目不能平视。”由于人体正气不足，络脉空虚，风邪乘虚入头面阳明脉络，使颜面一侧营卫不和，气血痹阻，经脉失养，肌肉弛缓不收而发病。本病为神经科临床的常见病、多发病，可发生于任何年龄，以20~40岁最常见。《灵枢・经筋》曰“足之阳明，手之太阳，筋急则口目为僻……”“足太阳为目上冈，足阳明为目下冈……”，而面颊口角主要为手阳明经、足阳明经及手太阳经所主。基本的病机是经气痹阻，经脉功能失调。

二、病因病机

中医理论认为，口僻多由邪阻经络所致；或为风邪携寒、热、痰、湿等邪气侵袭体表，阻滞经络；或为气血不足，筋脉失养，外邪乘虚而入，日久成瘀。劳作过度，机体正气不足，脉络空虚，卫外不固，风寒或风热乘虚入中面部经络，致气血痹阻，经筋功能失调，筋肉失于约束。这些均是导致面瘫的重要病机。具体来说，面瘫的病因可分为外感和内伤。内伤多因劳作过度、起居失宜、情志郁结，导致面部脉络空虚而发病；外感则风寒或风热、风痰之邪乘虚而入，导致经络运行不畅，气滞血凝而起病。虚、寒、热、风、痰都可能成为病理条件。

1. **风寒袭络**　面部多有吹风受寒史，加之正气不足，脉络空虚，面部筋脉痹阻，故面瘫乃作，口眼歪斜；风寒之邪外束，故头痛、面紧拘急，畏风无汗，肌肉酸痛，或瞬目流泪。舌质淡，苔白，脉浮紧或浮缓。

2. 风热灼络 起病急,因自身正气不足,脉络空虚,卫外不固,风热之邪侵袭面部经络,热邪灼伤经络,导致面部经络受阻,肌肉失养,气血运行不畅,从而引起口僻;风热之邪外袭,故常伴有咽喉疼痛,汗出,或见耳鸣。舌质红,苔薄黄,脉浮数或浮滑。

3. 风痰阻络 或因嗜酒肥甘、饮食不节,脾失健运,聚湿成痰,痰动生风,风痰窜经络,或因风邪夹痰湿阻滞面部经络,痰湿黏滞,阻滞气血运行,面部肌肉失于濡养,经隧不通,气不能行,血不能濡而致面瘫。舌质淡胖,边有齿印,苔白腻,脉弦滑。

4. 气虚血瘀 因阳气虚损,无力鼓动血的运行,以致气虚血瘀,筋脉失养而致面瘫,日久不复。血不养心,故心悸阵作;脾不健运,则少气懒言,纳差胃呆。舌质暗淡,可见瘀斑,苔薄,脉沉细弱。

三、辨证论治

2022版《中国特发性面神经麻痹神经修复治疗临床指南》根据发病时间,将此病分为急性期(发病15天内)、恢复期(发病16天至6个月)和后遗症期(发病6个月以上)三期。急性期以实为主,恢复期以虚实夹杂为主,后遗症期则以虚为主。本病急性期外邪较盛,正气往往亏虚不甚;恢复期或后遗症期往往正邪交争日久,外邪仍留恋不去,正气以虚损严重。因此,中医治疗急性期口僻,以祛风通络,疏调经络为法,恢复期或后遗症期则以补益气血,濡养筋脉为法。

(一)急性期

1. 风寒袭络

【症状】突然口眼㖞斜,伴恶寒发热,面紧拘急,畏风无汗,或有头痛,肌肉酸痛,舌淡,苔白,脉浮紧或浮缓。

【治法】祛风散寒,温经通络。

【方药】葛根汤合牵正散加减。麻黄、桂枝、白芍、葛根、白附子、僵蚕、防风、白芷、天麻、全蝎等。汗出多者,去麻黄;兼吹风后头痛者,可加川芎、羌活等。

2. 风热灼络

【症状】口眼㖞斜,伴发热汗出,微恶风,咽喉疼痛,汗出,或见耳鸣,舌质红,苔薄黄,脉浮数或浮滑。

【治法】疏风清热,活血通络。

【方药】大秦艽汤加减。秦艽、甘草、川芎、当归、白芍、细辛、羌活、防风、黄芩、石膏、白芷、白术、生地黄、熟地黄、独活等。

3. 风痰阻络

【症状】口眼㖞斜,伴面部麻木不仁,头晕,头重如裹,舌质胖,苔白腻,脉弦滑。

【治法】祛风,化痰,通络。

【方药】涤痰汤合牵正散加减。半夏、竹沥、茯苓、陈皮、甘草、胆南星、枳实、僵蚕、全蝎、白附子、丝瓜络、炙甘草等。

(二)恢复期、后遗症期

气虚血瘀

【症状】口眼㖞斜日久不愈,伴头晕乏力,面色苍白,少气懒言,纳差胃呆,心悸眼花,舌质暗淡,可见瘀斑,苔薄,脉沉细弱或细涩。

【治法】益气,活血,通络。

【方药】补阳还五汤合牵正散加减。黄芪、当归、川芎、桃仁、赤芍、红花、地龙、僵蚕、全蝎、白附子、炙甘草等。恶寒者,加桂枝、生姜,甚至加熟附子。

四、医案解要

(一)熊继柏医案

朱某,女,71岁,2004年11月17日初诊。

【病史】患者3个月前不慎吹风后开始出现左面部口角㖞斜,并时流口水,由于口水较多,影响日常进食。

【刻下症】左面部口角㖞斜,并时流口水,进食困难,伴头痛头晕,记忆力下降,少寐,纳差,舌苔薄白滑,脉弦。

【诊断】面口㖞斜(风痰阻络)。

【治则】祛风,化痰,通络。

【方药】羌防导痰汤合四虫散。野天麻20g,僵蚕30g,地龙10g,全蝎8g,蝉蜕10g,防风10g,羌活10g,茯苓15g,法半夏10g,陈皮10g,枳实10g,胆南星 6g,甘草 6g。10 剂,水煎服。

【二诊】患者服药后头眩、肢麻、失眠均见减轻,自觉言语、行走较以前灵活,情绪有所稳定,记忆力稍增强,并能积极配合体育锻炼;苔薄,脉细弦。按前法继进之。上方加益智仁 10g,继进 10 剂。

【三诊】患者面口㖞斜明显好转,按前方再加钩藤 15g,白附子 5g,蜈蚣 1 只(去头足)。10 剂,水煎服。

【四诊】面口㖞斜基本消失。

【按】本例患者为老年女性,年过七旬,脏腑功能渐衰,正气不足,腠理不闭,脉络空虚,风痰乘虚入中,造成营卫不和,气血痹阻,经络阻滞,筋脉失养,而出现面部口角㖞斜等症状;脑窍失养,故见记忆力下降,头晕头痛,失眠。舌苔薄白滑,脉弦,为风痰阻络之象,故先予羌防导痰汤祛风化痰,合四虫散祛风通络,搜除内外风邪,使风痰不能阻滞脉络。二诊加用益智仁安神益智。三诊症状明显好转,恐起反复,继续巩固加强祛风熄风力度,疗效甚佳。

(二)熊继柏医案

袁某,女,21 岁,2007 年 1 月 17 日初诊。

【病史】患者面口㖞斜,面部麻木,迎风流泪 2 个月不愈。曾在当地医院服中药数剂,针灸治疗效果不显,经介绍,前来湖南长沙市就诊。

【刻下症】面口㖞斜,迎风流泪,复加感冒,咳嗽,舌苔黄腻,脉弦滑数。

【诊断】面口㖞斜、感冒(风邪外袭,痰湿阻络)。

【治则】先解表祛风,宣肺止咳;后化痰,祛风,通络。

【方药】处方一:加味止嗽散。桔梗 10g,杏仁 10g,法半夏 10g,浙贝母 15g,荆芥 10g,防风 10g,白前 10g,甘草 6g,薄荷 10g,炙紫菀 10g,百部 10g,陈皮 10g。5 剂,早晚分温服。处方二:温胆汤合四虫饮。野天麻 20g,全蝎 6g,蜈蚣 1 只(去头足),僵蚕 30g,法半夏 10g,地龙 10g,茯苓 15g,陈皮 10g,竹茹 10g,防风 10g,枳实 10g,菊花 10g,甘草 6g。20 剂,水煎服。先服处方一,待咳嗽病愈后再服处方二。

【二诊】患者诉服处方一后咳嗽即愈,续服处方二后已无麻木感,面口㖞斜明显缓解,但牙痛,以右眉棱骨、上下牙齿部位明显,伴有口苦,便秘,月经色暗、多瘀块,舌苔黄腻,脉弦滑数。改予天麻四虫饮合黄芩温胆汤。野天麻 30g,僵蚕 30g,全蝎 6g,地龙 10g,蜈蚣 1 只(去头足),黄芩 10g,陈皮 10g,法半夏10g，竹茹10g，枳实10g，茯苓10g，甘草6g，防风10g，酒大黄4g，红花3g。20剂，水煎服。随后随访，至今未发。

【按】面瘫之疾，多与风痰邪阻经络有关。牵正散本为该病有效之剂，然本例患者面瘫合并迎风流泪、恶风、咳嗽等表证明显。《素问·至真要大论》云："从外之内者，治其外……从外之内而盛于内者，先治其外而后调其内。"急则治其标，先以解表祛风为法，予荆防止嗽散以解表祛风，化痰止咳。待表证除，缓则治其本，改予温胆汤清化痰热，通络祛风，疗效显著。二诊，该患者牙痛，口苦，便秘，月经色暗、多瘀块，考虑瘀热互结，加酒大黄、红花活血化瘀，通腑泄热。其辨证之精当、选方之灵活，足堪效法。

（三）宁为民医案

廖某，女，49岁，2019年10月11日初诊。

【病史】口角㖞斜、眼睑闭合不全3个月。患者3个月前吹风受寒，次日开始出现口角㖞斜，眼睑闭合不全，伴眼泪多，睑结膜充血，恶寒。曾至当地医院住院诊治，住院期间予针灸及口服中药治疗10天后出院，面部肌电图提示右侧面神经中度轴索损伤（其波幅为健侧的45%）。近1周，患者自觉右侧眼角、嘴角肌肉跳动明显，夜间尤甚，严重影响夜间睡眠，入睡困难，心烦易怒，思虑担忧多。

【刻下症】右眼睑闭合不全，口角㖞斜，右侧眼角、嘴角肌肉跳动明显，夜间尤甚，心烦易怒，思虑担忧多，情绪波动大，时有头晕，以昏沉感为主，自觉口干口苦，少气懒言，胃纳一般，睡眠欠佳，入睡困难，眠浅易醒，舌质淡胖，边有齿印，苔白，脉弦细。

【诊断】面瘫（气虚血瘀），不寐（心脾两虚）。

【治则】益气，活血，通络。

【方药】牵正散合归脾汤加减。僵蚕6g，蝉蜕10g，地龙12g，太子参20g，柴胡15g，茯神15g，酸枣仁30g，远志15g，白芍10g，木香6g（后下），砂仁6g（后下），炙甘草6g。5剂，水煎服，每日1剂。叮嘱患者清淡饮食，规律作息，避免熬夜、受凉。

【二诊】患者自觉右侧眼角、嘴角肌肉跳动明显减轻，白天不受影响，夜间时有跳动，频率及程度较前缓解，已无头晕，睡眠好转，但情绪容易波动，容易急躁，口干口苦。舌质淡胖，边有齿印，苔白、稍黄，脉弦。僵蚕6g，蝉蜕

10g,地龙 12g,太子参 20g,柴胡 15g,茯神 15g,酸枣仁 30g,远志 15g,木香 6g(后下),砂仁 6g(后下),黄芩 10g,郁金 10g,炙甘草 6g。5 剂,水煎服,每日 1 剂。

【三诊】患者诉偶有眼角夜间抽动,嘴角不明显,情绪控制较前平稳,睡眠尚可。守上方,5 剂,水煎服,每日 1 剂。嘱其增加日间户外有氧活动,调畅情志。

随后电话随诊,自觉无特殊不适,情绪、睡眠恢复如起病前。

【按】本例患者为面瘫恢复期,常见后遗症状如面肌“联动”、面肌“倒错”、面肌痉挛等,其中上述案例以面部瘫痪侧表情肌阵发性不自主跳动为面肌痉挛的典型临床表现,多在做眨眼、抬眉等动作时痉挛加重。按《素问·评热病论》言:“邪之所凑,其气必虚。”该患者初诊时为面瘫恢复期,主要矛盾是里虚,外邪不甚,故治以扶正为主,佐以活血祛风通络,故予牵正散合归脾汤加减。二诊时,患者局部肌肉抽动减少,但情绪容易波动,容易急躁,口干口苦,考虑合并内热,加以黄芩清泄内热,同时加用木香、砂仁、郁金调节肝脾气机以调畅情志。三诊时,患者自觉诸症好转,效不更方。

特色疗法

1. 针刺疗法

基于中医经络理论,通过刺激面部及身体其他部位的特定穴位来疏通经络、调和气血。主要选取面部患侧的穴位,如阳白、四白、太阳、地仓、颊车等,以及远端取穴,如合谷、太冲、足三里等,风寒加风池,风热加曲池,鼻唇沟加迎香等。操作方法如下,①辨证取穴:根据患者的具体病情和体质特点,辨证选取合适的穴位。②消毒准备:对针灸针具和患者皮肤进行严格消毒,以防感染。③针刺手法:采用浅刺、斜刺、透刺等手法,根据穴位的不同位置和深度进行针刺。在针刺过程中,医生会根据患者的反应调整针刺深度和角度。④留针与行针:针刺后留针一段时间,通常为 20~30 分钟,其间可进行 1~2 次行针操作,以增强刺激效果。面瘫侧配合红外线治疗,每日 1 次。

2. 艾灸疗法

艾灸通过温热刺激某些特定的穴位,以温通经络,散寒除湿,促进气血运行。取牵正、颧髎、颊车、地仓、阳白穴,用点燃的艾炷一端或将艾绒放于姜片上,在距离皮肤 1 寸处进行艾灸,时间为 5~10 分钟,灸至皮肤红润即可。

3. 面部火龙罐

面部火龙罐是集推拿、刮痧、艾灸于一体的中医传统疗法,结合了揉、碾、推、按、点、摇、闪、震、烫、熨等 10 种传统中医疗法,通过点燃艾炷,放入罐中,产生温热的刺激,并在治疗时往局部皮肤涂抹精油,以导入皮肤,促进循环,增强治疗效果。常用穴位包括面部的阳白、颧髎、地仓等,每次治疗时间为 15~20 分钟,以局部皮肤温热、红晕为度,以达到温通经络、散寒除湿、调和气血的功效,谨防烫伤。

4. 耳穴压豆

耳穴压豆疗法通过刺激耳郭上的特定穴位,达到调节气血、平衡阴阳、疏通经络、治疗疾病的目的。它不仅操作简便、无创安全,还能在面瘫等疾病的康复过程中发挥重要作用。主穴可包括相应部位、三焦、皮质下及肾上腺。

需要注意:①贴压时,首先用酒精棉球进行耳部消毒,精准定穴,而后将耳豆贴压在相应穴位上,用手指揉压至有酸胀麻木或疼痛等得气感为宜,每日自行按压 3~5 次,每次 1~2 分钟,每次贴压后保持 3~5 天,两耳交替贴用。②对年老体弱或初次接受耳穴压豆疗法的患者,调理前应适当休息,手法应轻柔,刺激量不宜过大。

5. 面部闪罐

面部闪罐通过反复的吸拔动作,使局部皮肤呈现充血状态,以局部皮肤发热、微红为度,却不会形成瘀血,从而在丝毫不影响面容的前提下,达到通经活络、行气活血、消肿止痛以及祛风散寒的疗效。对面瘫患者而言,此疗法不仅效果显著,还能够避免在面部留下难看的紫斑,尤其适合对外貌有较高要求的人群。在治疗面瘫的过程中,面部闪罐疗法选用玻璃罐,以瘫痪部位或相关穴位为中心展开操作(如额肌瘫选取阳白,鼻唇沟平坦选择四白，耳后疼痛选取翳风等）。通过每日 1 次的连续闪罐治疗，通常为 4 周左右，患者便能观察到明显的改善效果，额纹与鼻唇沟逐渐恢复自然，面部功能亦得到显著提升。

6. 刺络拔罐法

刺络拔罐法主要用三棱针点刺患侧阳白、颧髎、地仓、颊车、双侧风池 2~3 下，深 2~3mm，挤压出血数滴；点刺后在面部穴位拔罐，留罐 5~10 分钟，每周 2 次，适用于恢复期、联动期和痉挛期。

7. 梅花针扣刺

梅花针扣刺主要用双头梅花针沿眼睑、足阳明经面部循行路线及颈夹脊，扣刺 1~2 行，弹刺，宜轻中度刺激，一般在针灸后进行。每次操作时间 5~10 分钟，刺激穴位，透邪外出。

8. 穴位按摩

穴位按摩主要选取面部穴位，如丝竹空、人中、承浆、翳风、睛明、瞳子髎、四白、颧髎、颊车、地仓、太阳、迎香等穴，以疏通面部经络气血。按摩时，用指腹轻轻按压穴位，每个穴位按摩 1~2 分钟，力度适中，以局部有酸胀感为宜。同时，可配合按摩合谷、足三里等远端穴位，以增强调理气血的作用。每日按摩 2~3 次。按摩时应注意力度，可以用手掌小鱼际的位置用适中力度快速搓擦面颊，一般以患者面颊感到温热且红润为度。

9. 穴位注射

（1）患侧阳白、四白、颊车、地仓，太阳、牵正、下关、迎香、翳风及曲池、足三里。使用维生素 B_1 或维生素 B_{12} 注射液，面部 0.2~0.3ml/ 穴，体穴 1~2ml/ 穴。每次取 2~3 穴注射，隔天 1 次。适用于各型各期。

（2）患侧下关、太阳、攒竹、地仓，使用维生素 B_1 或维生素 B_{12} 注射液，每次取 2 穴，每穴注入 0.5ml，每隔 2~3 天注射 1 次。需要注意避开血管进针，以防针下颜面出血。

10. 穴位贴敷

取患侧太阳、颊车、地仓、颧髎、牵正、下关、阳白等穴。①马钱子：锉粉末 1~2 分，撒于胶布上，贴于穴位处，每 5~7 日换药 1 次。②蓖麻仁:捣烂加麝香少许,取绿豆粒大一团,贴敷于穴位上,每3~5日更换1次。③白附子:研末,加冰片少许做面饼,贴敷穴位,每日1次。适用于早期或恢复期。

11. 穴位结扎埋线法

穴位结扎埋线法在治疗顽固性面瘫方面有独特的优势。这是一种采用医用可吸收外科缝线在穴位上进行结扎埋线的方法,是一种特殊的穴位埋线疗法。它结合了针刺、放血及透刺等多种作用,加上缝线被吸收时对穴位的长效刺激,刺激量强,作用大,对顽固性面瘫疗效甚佳。

五、预防调摄

(一)注意眼部、口腔护理

外出时可佩戴墨镜,注意用眼,减少光源的刺激,少看手机、电脑,平时滴用眼药水以润滑、消炎、营养;睡眠戴上眼罩或盖上纱布保护眼睛,要对患眼进行防护,预防感染。有味觉障碍的患者应注意食物的冷热度;避免食用坚硬的食物;尽量将食物放在健侧舌后方进行细嚼慢咽;注意饭后及时漱口,保持口腔清洁。

(二)面部功能锻炼

用温热的水洗脸后用毛巾热敷,在寒冷季节,注意颜面及耳后部位保暖,天气寒冷或风大时最好戴口罩出门。夏天避免空调、电风扇直对着面部吹。避免头朝风口窗隙久坐或睡眠。恢复期,应尽早配合功能训练,如面部按摩、抬眉、闭眼、皱鼻、露齿、鼓腮及噘嘴等训练,每日2~3次,每个动作10~20次,促进面部肌肉运动功能的恢复,以面部肌肉感到疲惫、酸痛为宜。也可咀嚼口香糖,以达到锻炼面部肌肉的目的。

1. **抬眉训练**　抬眉动作的完成主要依靠枕额肌额腹的运动。患者上提健侧与患侧眉目,有助于促进抬眉运动功能的恢复。用力抬眉,呈惊恐状。每次抬眉10~20次,每日2~3次。

2. **闭眼训练**　闭眼功能主要依靠眼轮匝肌的运动收缩来完成。训练闭眼时,开始时轻轻地闭眼,两眼同时闭合10~20次;如不能完全闭合眼睑,露白时，可用食指指腹沿着眶下缘轻轻地按摩1次，然后用力闭眼10次，有助于促进眼睑闭合功能的恢复。

3. **皱鼻训练**　皱鼻运动主要依靠提上唇肌及压鼻肌的运动收缩来完成。皱鼻训练可促进压鼻肌、提上唇肌的运动功能恢复。

4. **露齿训练**　露齿动作主要依靠额大、小肌，提口角肌及笑肌的运动收缩来完成。患者口角向两侧同时运动，避免只向一侧用力，以免形成一种习惯性口角偏斜运动。

5. **噘嘴训练**　噘嘴主要依靠口轮匝肌的运动收缩来完成。进行噘嘴训练时，用力收缩口唇并向前噘嘴，噘嘴时要用力。口轮匝肌恢复后，患者能够鼓腮，刷牙漏水或进食流口水的症状随之消失。噘嘴训练的同时训练了提上唇肌、下唇方肌及颏肌的运动功能。

6. **鼓腮训练**　鼓腮训练有助于促进口轮匝肌及颊肌运动功能的恢复。鼓嘴漏气时，用手上下捏住患侧口轮匝肌进行鼓腮训练。此方法有助于防治上唇方肌挛缩。

（三）合理膳食，均衡营养摄入

养成良好的生活习惯，避免熬夜，避免过度劳累，保持良好的心态，多吃瓜果蔬菜、粗粮等富含维生素和蛋白质的食物，以修复面瘫造成的神经损伤。忌生冷油腻、辛辣刺激性食物及热性补药、烟酒等。

在中医辨证施膳方面，风痰阻络者宜食能通阳泄浊的食物，如白萝卜、百合等；风寒袭络者宜食能辛温祛风散寒的食物，如葱白、生姜等；风热袭络者宜食能清热的食物，如冬瓜、赤小豆等；气虚血瘀者宜食能益气活血的食物，如桃仁等。根据患者不同的体质和病因，提供以下3道面瘫药膳，仅供参考。

1. **天麻蒸乳鸽**

【配方】天麻10g，红花、桃仁各6g，乳鸽2只，姜10g，葱15g，盐4g。

【制作】天麻润透、切片，红花挑净，乳鸽宰杀后去毛、内脏及爪，姜切片，葱切段。乳鸽装入蒸碗内，放入天麻、红花、桃仁、姜、葱、盐，注入水200ml。蒸碗置武火上，用大气蒸笼蒸40分钟即成。

【功效】平肝熄风，祛风定惊。适合面瘫患者食用。

2. **大枣粥**

【配方】大枣30g，粳米100g，冰糖适量。

【制作】大枣、粳米、冰糖同放锅内,加水煮至熟烂成粥。

【功效】补气养血。适合气血虚弱的面瘫患者食用。

3. **防风粥**

【配方】防风 10~15g,葱白 10g,粳米 30~60g。

【制作】防风、葱白茎两味药水煎取汁,去渣;粳米煮粥,粥将熟时加入药汁,煮成稀粥,温服。

【功效】祛风,解表,散寒。适合面瘫风寒袭络患者食用。

第十一章 痿病

一、概　　述

痿病，指肢体筋脉弛缓、软弱无力，或伴有肌肉萎缩或瘫痪的病证。“痿”是指机体痿弱不用；“躄”是指下肢软弱无力，不能步履。“痿”之病名首见于《素问·痿论》，其指出本病的病因为思想无穷、所愿不得，热伤五脏，有渐于湿，远行劳倦，房劳太过等，病机是肺热叶焦，分为皮、脉、筋、骨、肉五痿，以示病情有深浅、轻重之异。在治疗上，提出“治痿者独取阳明”的基本原则。在现代临床中，神经系统脱髓鞘病（如多发性硬化、视神经脊髓炎）的临床表现与中医痿病高度契合，其反复发作、肢体痿废的特点可归属于痿病的范畴。

二、病因病机

岭南地区气候湿润、炎热，饮食偏于肥甘，居民体质多夹湿、夹热，常见病以温病为主，故痿病在此地域具有独特的发病特点。该病与湿热毒邪、脾虚湿困及痰瘀阻络密切相关，治疗注重清热化湿、健脾通络，形成鲜明的地方治疗特色。岭南医学作为一门具有鲜明地域特色的医学体系，高度重视并紧密结合当地的气候条件、居民的生活方式及饮食习惯等多方面因素，进行疾病的诊疗与理论研究。

1. **外感湿热，毒邪内侵**　岭南地处亚热带，长夏多湿，湿热氤氲，邪气易从口鼻、肌腠侵袭人体。湿性黏滞，与热相合，胶着难去，阻滞气机，浸淫筋脉，导致气血运行不畅，髓海失养。现代神经系统脱髓鞘病急性期多表现为肢体麻木、灼热疼痛，正合湿热毒邪流注经络之象。湿热久羁，可化火生毒，损伤髓鞘，与现代医学“自身免疫攻击髓鞘”的病理机制相呼应。

2. **饮食不节，脾虚湿困**　岭南人嗜食生冷海鲜、肥甘厚味，加之暑湿困脾，易致脾胃受损。脾为后天之本，主运化水湿，若脾虚失健，一则水谷精微不能输布，四肢百骸失养；二则湿浊内生，郁而化热，形成脾虚湿热之证。《岭南卫生方》载:“粤人脾常不足,湿邪易聚,久则化热,筋脉弛纵。”脾虚湿困型痿病常见于神经系统脱髓鞘病缓解期,患者多伴神疲乏力、脘痞纳呆,肢体痿软。

3. **情志失调,肝郁化火** 岭南地区商贸繁荣,生活节奏快,居民易因情志不畅导致肝气郁结。肝主筋,郁久化火,耗伤阴血,筋脉失濡;木郁克土,进一步加重脾虚湿滞。清代新会医家陈复正提出:“肝火挟湿,流注经隧,发为筋痿。”此类患者常见情绪焦虑、肢体震颤,与脱髓鞘病合并自主神经功能障碍的表现相契合。

4. **久病入络,痰瘀互结** 湿热久蕴,炼液成痰;气机阻滞,血行不畅,终致痰瘀互结,阻滞髓络。岭南医家擅用“络病理论”阐释痿病迁延难愈之机,如佛山市名医李广海认为:“痿病日久,痰瘀阻于髓络,如油入面,非虫蚁搜剔不能奏效。”脱髓鞘病反复发作后引起的肌肉萎缩、感觉异常,多属痰瘀阻络之候。

5. **禀赋不足,肝肾亏虚** 《医宗金鉴》云:“痿病之根,皆在肝肾。”岭南人久居湿热之地,湿热耗气伤阴,加之部分患者先天肾精不足,致肝肾亏虚,髓海空虚。肾主骨生髓,肝主筋藏血,肝肾亏虚,则髓减筋枯,与现代医学“神经髓鞘再生障碍”的病理机制相合。此类患者多见腰膝酸软、头晕耳鸣,病情多呈进行性加重。

广东省中医院脑病内科主任王立新教授认为,痿病的病因包括外感内伏、内伤伏邪,其病位主要在脑髓、脊髓、督脉;核心病机为督脉、脑髓、脊髓虚损,风邪内伏,遇感触发;主要与阴虚髓亏、风邪内伏、阳虚髓亏和风寒湿内伏等密切相关;采用温阳生精补髓、祛邪通络以及滋阴补髓、祛邪活络兼清热等治法,临床效果显著。以下是其学说主要内容。

1. **湿热伏邪,潜藏髓络** 岭南长夏酷暑,湿热交蒸,湿热邪气从口鼻、肌表侵入人体,因正气未虚,不能速去,伏藏于三焦膜原或髓络之中。清代新会医家陈复正曾言:“湿热如油入面,伏于经髓,遇诱因而动。”湿热伏邪具有以下特点。①隐匿性:初期仅见倦怠、口黏等轻微症状,湿热未透,髓鞘损伤尚未显现。②胶着性:湿性黏滞,与热相合,如油裹痰,深伏髓络,常规清热利湿,难以根除。③伺机而发:逢外感、劳倦、情志失调时,伏邪从阴转阳,上攻髓海,下注筋脉,发为急性脱髓鞘病变,出现肢体麻木、视力骤降等症。此阶段对应现代医学的“亚临床病灶”，影像学可见无症状脱髓鞘斑块，正合伏邪“藏于幽隐”之态。

2. **伏邪化毒，损伤奇经** 湿热伏邪久羁，从气分深入血分，郁而化毒，形成湿、热、毒、瘀交织的复杂病机。岭南医家强调“毒损髓络”理论。①热毒灼髓：热极生风，毒火窜扰督脉，髓海受灼，导致眼球震颤、肢体拘急（类似于多发性硬化痉挛性瘫痪）。②湿毒浸淫：湿浊夹毒流注带脉，阻滞气血，导致下肢痿软、二便障碍（如脊髓炎马尾综合征）。③瘀毒阻络：毒瘀互结，闭塞髓窍，可见认知障碍、共济失调（对应脑白质病变）。佛山市名医李广海指出：“痿病伏邪非一般湿热，乃湿、热、毒、瘀四邪胶结，如树根盘错，非虫蚁不能透达。”

3. **正虚邪伏，枢机不利** 《理虚元鉴》云：“伏邪发病，皆因正气有隙。”岭南人常见3种伏邪潜藏的基础。①脾虚湿伏：嗜食生冷海鲜，损伤脾阳，湿邪内聚，伏于太阴，表现为缓解期仍见舌苔腻、大便溏黏。②阴虚热伏：湿热久蕴，耗伤肺肾之阴，虚热内伏，常见口干咽燥、五心烦热，稍食辛辣即诱发病情；③阳虚寒伏：过用苦寒或久居空调环境，导致湿热从阳转阴，伏邪潜于少阴，症见畏寒肢冷、晨僵明显。此三类伏邪状态，对应脱髓鞘病不同体质患者的复发诱因，需分型论治。

4. **伏邪透发，虚实夹杂** 伏邪外透时，呈现虚实交错之候。①透发途径：湿热毒邪常从少阳、厥阴透发，症见头痛目赤视矇（视神经炎）、四肢震颤（小脑性共济失调）。②传变特点：循“膜原→三焦→髓络”途径传变，清代罗浮山道士陈珍阁在《医纲总枢》中描述：“伏邪发痿，如蚁穴溃堤，由络及经，由经入脏。”③耗伤气血：伏邪外透时，大量消耗正气，形成“邪透三分，正损七分”的恶性循环，导致肌肉萎缩、乏力进行性加重。

三、辨证论治

本病分急性期、缓解期、慢性期，根据疾病分期的不同，治疗方法有所偏重。根据“治痿者独取阳明”原则，治疗痿病尤其要重视调治脾胃。

（一）急性期

【症状】双目胀痛干涩，视物昏渺，日久目盲，甚或出现暴盲，头晕耳鸣，可伴有眼球转动痛、压痛，而外眼轮廓无异常。肢体无力，二便不利，眠差多梦，舌质红，苔薄，脉细数。

【治法】透热解毒,开达膜原。

【方药】升降散合蒿芩清胆汤。白僵蚕 6g,全蝉蜕 3g,姜黄 9g,生川大黄 12g,青蒿 6g,淡竹茹 9g,仙半夏 5g,赤茯苓 9g,黄芩 4.5~9g,生枳壳 4.5g,陈皮 4.5g,滑石 3g,甘草 3g,青黛 3g。

【按】透邪外达,可加岭南道地药鬼针草、蛇泡簕,从少阳枢机透发伏热;解毒通络,加用蜂房、地龙搜剔髓络伏毒,配合水牛角、生地黄清营凉血(对应激素冲击治疗期)。经典案例:邓铁涛教授治视神经脊髓炎急性发作,以犀角地黄汤加木棉花、鸡蛋花,使热毒从二便而解。

(二)缓解期

【症状】视物模糊,逐渐加重,单眼或双眼视力逐渐下降,直至不辨人物,甚至不分明暗,肢体痿软,身体困重,或有发热,口苦咽干,小便短赤不利,舌苔黄腻,脉濡数或弦数。

【治法】健脾化湿,防邪复伏。

【方药】四君子汤合三仁汤。人参 9g,白术 9g,茯苓 9g,炙甘草 6g,杏仁 15g,飞滑石 18g,白通草 6g,白蔻仁 6g,竹叶 6g,厚朴 6g,生薏苡仁 18g,半夏 15g。

【按】健运脾土,杜绝湿邪再生,加五指毛桃、金樱根、芡实、赤小豆;根据叶天士"通补络脉法",以丝瓜络、路路通配合土茯苓、薏苡仁,透络清透残余湿毒。

(三)慢性期——肾亏血虚

【症状】视物昏蒙,单眼或双眼出现眼干涩不爽,下肢麻木无力,腰膝酸软,甚则步履全废,或四肢痿软,筋脉拘急痉挛,或二便难解,舌质淡红,少苔或苔薄白,脉细数。

【治法】补肾益血,透邪外出。

【方药】虎潜丸。狗脊 30g,牛膝 20g,陈皮 12g,熟地黄 20g,锁阳 10g,龟板 20g,干姜 5g,当归 15g,知母 12g,黄柏 20g,白芍 12g。

【按】本方重在滋养肾水,虎在中医取象属金,"潜"字是暗喻金能生肾水,故取名虎潜丸。滋阴降火,强健筋骨。可佐石楠藤透达伏邪;或加虫药攻毒:全蝎、蜈蚣入络搜风,九香虫专清髓窍伏毒,仿吴鞠通"血肉有情之品,能入奇经"之法。

(四)恢复期——肝肾阴虚

【症状】痿病日久,双足萎弱无力,肌肉松弛萎缩,色瘁神倦,脉沉细或涩弱。

【治法】峻补肝肾真阴。

【方药】集灵大造丸（国家级名老中医何炎燊经验方）。人参50g，生地黄50g，熟地黄50g（砂仁制），麦冬50g，天冬50g，牛膝30g，淫羊藿30g，枸杞子50g，玉竹50g，知母30g（盐水炒），黄柏30g（盐水炒），龟板胶50g，紫河车1具（蒸熟，晒干，为末）。以上药物，慢火煎3次，去渣，浓缩，烊化龟板胶，入紫河车末及淮山药粉适量，制成小丸，每服10g，早晚各一服。

【按】此即大造丸合集灵膏复方也。明代吴球用紫河车为君及龟板、知母、黄柏、地黄、人参、天冬、麦冬、牛膝、杜仲等药为丸，说能大补肝肾真阴，有夺造化之功，故名大造丸，治妇人不孕，丈夫不育，久服聪耳明目，延年益寿。并谓一人病痿，足不任地者半年，服此丸能远行。集灵膏始见于缪仲淳《先醒斋医学广笔记》，云此方出于内府，即人参固本丸（人参、二地、二冬）加枸杞子、牛膝、淫羊藿，谓治一切气血两虚，身弱咳嗽者，无不获效。余谓吴球大造丸，侧重于补阴，方中冬、地之阴柔，龟板河车之钝滞，知柏之苦寒，缺少阳和生发之气。而集灵膏则有枸杞子、淫羊藿，具温煦之性者参与其间，可减其寒腻之偏，余用淮山药粉和药为丸，可佐人参以扶持后天脾胃，久服乃不致有便溏、纳减之虞。痿病日久，多累及肝肾，宜峻补真阴，余用此法曾治愈多人。唯脾胃虚弱者，应间服参苓白术散，以顾护后天给养之源。

（五）恢复期——脾肾两虚

【症状】肢体无力，站立、行走、举臂困难，咀嚼吞咽障碍，饮水呛出，语声低沉，咳嗽乏力，舌胖不华，脉细软无力。

【治法】双补脾肾，强身起痿。

【方药】起痿汤（国家级名老中医何炎燊经验方）。吉林人参15g，黄芪30g，白术15g，当归15g，陈皮5g，炙甘草5g，炙升麻10g，葛根15g，黄精20g，熟地黄20g，巴戟天15g，菟丝子15g，龟板20g，鹿角霜20g。

阴分偏虚，心烦少寐，口干盗汗，头痛眩晕，心悸气促者，去巴戟天、鹿角霜，人参改西洋参，加玉竹20g，麦冬15g，石斛15g。脾肾阳虚，少气懒言，形寒肢冷，梦遗滑精，纳少便溏，腰膝无力者，去葛根，加附子15g，补骨脂15g，炮姜15g。

【按】重症肌无力及进行性肌营养不良，是痿病中最为严重的类型。现代医学尚未完全明确其病因，通常认为前者是自身免疫性疾病，后者则与遗传因素有关,目前尚未有特效疗法。近年来,中医治疗的研究不断报道,根据“脾主四肢,脾主肌肉”的理论,一般以补脾益肾为治疗核心,常用方剂为补中益气汤。补中益气汤中之柴胡,不若以葛根代之为佳,葛根乃阳明经药,能升发阳明清气,人参、黄芪、当归、白术得其升动,则清阳实四肢矣。方中加入黄精,以其得坤土之精,补脾益胃,强身健体,于此病十分切合。又五脏之精,皆藏于肾,故虚证日久,当补养先天。前人有“补脾不如补肾”之说,故用地黄、菟丝子、巴戟天、鹿角霜等以补肾阴肾阳,合补中益气汤,为脾肾双补之法。

四、医案解要

(一)李可医案

赵某,女,21岁,1979年11月20日初诊。

【病史】左眼突然失明31天。

【刻下症】头眩,前额痛,五心烦热,腰困如折,月经逾期不行,舌红少津,舌边尖瘀点密集,脉细涩不上寸。

【辅助检查】眼科检查示双眼外观无异常,视神经盘水肿,玻璃体混浊。

【诊断】

西医诊断:视神经脊髓炎。

中医诊断:暴盲(瘀阻上窍,肝肾阴虚)。

【治法】滋养肝肾,化瘀通络。

【方药】粉葛根60g,枸杞子、菟丝子、车前子、覆盆子、五味子各10g,决明子、茺蔚子、当归、丹参、活磁石各30g,桃仁12g,红花、菖蒲各10g。

【二诊】1979年11月23日二诊,患者药后月经畅行,额痛愈,头部已觉清爽,患目已有些许视力,但觉眼前红云一片,视灯泡如一红球,脉两寸细涩,药既中病,守方继服3剂。

【三诊】1979年11月26日三诊,患者经行4日,下块屑状,黑血甚多,患目已能视物,但昏糊不清,再服3剂。

【四诊】1979年11月29日四诊,远视已正常,近视昏花,视一为二,六脉弦数。已属五脏精华不能上注,神光失敛,侧重于滋养肝肾。

处方:枸杞子、菟丝子各30g,五味子15g,车前子、覆盆子各10g,决明子、茺蔚子、山茱萸、活磁石各 30g，夜明砂（包）、石菖蒲各 10g。

上方共服 7 剂而愈。

（二）王晞星医案

刘某，女，40 岁，2023 年 9 月 1 日初诊。

【病史】视神经脊髓炎伴双目失明 1 年余。2022 年 3 月，患者因接种疫苗后，双目视力突然下降，遂就诊于山西某三甲医院。治疗无果后，医生建议其去北京就诊。后就诊于中国人民解放军总医院第三医学中心，诊断为“视神经脊髓炎谱系疾病”。入院查体：右眼裸眼视力手动 / 眼前；左眼裸眼视力手动 / 眼前。双眼结膜无充血水肿，角膜透明，前房常深，房水清，虹膜纹理清，双眼瞳孔圆，直径 6mm，直接对光反射迟钝，间接对光反射迟钝。双眼晶状体透明，玻璃体透明。眼底：右眼视盘苍白，边界清，C/D 约 0.6，视网膜 A/V 约 2/3，血管走行可，A-V 血管征（–），无出血、渗出，黄斑部中心凹反光可见；左眼视盘苍白，边界清，C/D 约 0.6，视网膜 A/V 约 2/3，血管走行可，A-V 血管征（–），无出血、渗出；黄斑部中心凹反光可见眼压：右眼 13mmHg，左眼 14mmHg。入院后给予对症支持治疗，给予糖皮质激素、血浆置换术、利妥昔单抗等，效果不佳。

【刻下症】双目失明，纳眠可，二便调，余无明显不适。

【诊断】

西医诊断：视神经脊髓炎。

中医诊断：暴盲（肝肾亏虚，瘀毒内结）。

【治法】补益肝肾，化瘀解毒。

【方药】地黄饮子联合桃红四物汤加减治疗。熟地黄 30g，酒山茱萸 30g，桂枝 10g，干石斛 30g，麦冬 10g，醋五味子 10g，石菖蒲 20g，泽泻 30g，酒女贞子 30g，墨旱莲 30g，丹参 30g，生地黄 30g，桃仁 10g，红花 10g，川芎 30g，赤芍 30g，土鳖虫 10g，甘草 6g。共 20 剂，每日 1 剂，分早晚 2 次温服。

【二诊】2023 年 10 月 25 日二诊，患者服药后瞳孔偶有变化，双目仍处于失明状态，纳眠尚可，无其他不适症状。继续沿用初诊方，加用黄芪 30g，附子 12g，盐巴戟天 30g。继续服用 20 剂，煎服方法同前。

【三诊】2023 年 11 月 9 日三诊，患者症状同前，服药后瞳孔变化较前持久，仍然失明，纳眠可，二便调，余无明显不适。给予处方血府逐瘀汤加减，专攻血瘀，处方：生地黄30g，桃仁10g，红花10g，枳壳10g，土鳖虫20g，柴胡10g，赤芍30g，桔梗6g，水蛭6g，地龙30g，泽泻30g，葛根60g，桑叶10g，木贼30g，甘草6g。20剂，煎服同前。

后期随访，患者第三次较前两次疗效差，故而治疗仍应从补益肝肾，活血化瘀的角度出发，目前仍处于定期随访状态。

【按】本案患者由于其先天禀赋不足，外邪入侵，毒邪蒙蔽清窍，导致患者视物模糊，日久瘀血、邪毒相互交结，肝肾亏虚进一步损伤，导致病情加重，故后期患者失明。王教授基于其病机——虚损瘀毒的前提下，组方用药，指出补益肝肾，活血祛瘀。一诊时，给予地黄饮子合桃红四物汤加减来滋补肝肾，祛瘀解毒。方中加用泽泻，补泻兼施，寓泻以补，祛泻兼养阴。土鳖虫具有很好的破瘀血、续筋骨的作用。现代医学研究其含有谷甾醇、鲨肝醇、多种微量元素、萘、二氯苯、二甲基二硫醚等多种成分，证实其具有活血化瘀、愈合伤口、生肌的作用。二诊时，补全地黄饮子药物，兼加黄芪，考虑到气行则血行，故而用黄芪补气生血，补气行血。三诊时，王教授当时考虑患者肝肾脉较前有力，因患者舌有瘀点、瘀斑，脉弦，故重点着手于治疗血瘀，瘀血不祛，新血不生。桑叶、木贼为眼科常用药，具有明目退翳的功效。葛根具有通经活络等作用，从中提取的黄酮成分可增加脑及冠状血管血流量。1个月后随访，患者只用祛瘀法，疗效较前稍差。因此，在本病治疗中要重视肝肾的作用，应以肝肾亏虚为本，不能单纯着手于瘀毒，从而提出虚损瘀毒治疗视神经脊髓炎的思想。

（三）宁为民医案

戚某，女，28岁，2023年9月13日初诊。

【病史】左下肢麻木伴放电感3月余。患者既往有慢性胃病多年，2023年6月初，出现双下肢麻木无力，伴左肘以下麻木感、左眼睑下垂、腹部紧束感、尿潴留。在当地医院就诊，行颅脑、颈胸椎MRI及相关实验室检查后，确诊为“视神经脊髓炎”，予免疫球蛋白、甲泼尼龙及营养神经药物治疗，症状稍有改善。

【刻下症】左下肢麻木伴间断性放电感，左手掌内侧麻木，低头时会阴部、臀部、左下肢出现麻木感，伴左眼有异物感，左眼干涩，双眼视物清晰，无复视，纳可，眠一般，二便调，舌淡，苔白腻、边有齿痕，脉沉细。

【诊断】

西医诊断：视神经脊髓炎。

中医诊断：痿病（脾虚湿盛，气血亏虚）。

【治法】健脾祛湿，气血双补。

【方药】五指毛桃20g，黄芪20g，党参20g，白术15g，茯苓15g，陈皮5g，厚朴20g（后下），佛手15g，砂仁5g（后下），熟地黄20g，白芍15g，丹参15g，地龙10g，桂枝6g，盐杜仲15g，牛膝15g，鹿角霜15g（先煎），菟丝子15g。7剂，日1剂，水煎2次取300ml，分早晚2次服。

【二诊】2023年9月21日二诊，患者左下肢麻木伴放电感有所缓解，余症状及专科检查同前无明显改善，纳眠可，二便可。辨证为脾肾气虚、清阳不升，初诊方加升麻、柴胡以益气升阳。

处方：五指毛桃20g，黄芪20g，党参20g，白术15g，茯苓15g，陈皮5g，厚朴20g（后下），佛手15g，砂仁5g（后下），熟地黄20g，白芍15g，丹参15g，地龙10g，桂枝6g，盐杜仲15g，牛膝15g，鹿角霜15g（先煎），菟丝子15g，升麻10g，柴胡10g。服用7剂。

【三诊】2023年9月28日三诊，左下肢麻木伴放电感改善，左手掌内侧麻木明显减轻，低头时会阴部、臀部、左下肢出现麻木感伴放电感减轻，左眼异物感改善，左眼干涩好转，双眼视物清晰。患者病情明显好转，守二诊方继续服用14剂。后于神经专科定期复诊，病情进一步好转、稳定。

【按】宁为民教授认为，痿病的病变部位根在五脏虚损，而脾肾虚损是痿病病程中的根本病机。根据“虚则补之，损则益之”“先天生后天，后天养先天”的治则，临床治疗痿病时多脾肾并补。本例患者既往慢性胃病史，病久则脾胃虚弱更甚，脾失健运，导致气血津液生化无源。脾所运化之精微，散精于肝，上贯于目，于上不及则出现目涩，异物感；又脾主肌肉，于下不足则肢体麻木、痿软无力，久虚不治，发为本病。结合岭南偏湿偏热的气候特色，治以健脾祛湿，气血双补，五指毛桃、黄芪、党参、白术、茯苓补益脾气，鹿角霜等温补肾阳；肾藏精，精生髓，髓化血，加杜仲、牛膝、鹿角霜、菟丝子，以发挥益肾升阳，补髓生血之效。更加熟地黄、白芍补血，陈皮、厚朴、佛手、砂仁理气燥湿，醒脾畅中；加丹参、地龙、桂枝以增强活血通经之力。

名家验方

集灵大造丸

组成：人参50g，生地黄50g，熟地黄50g（砂仁制），麦冬50g，天冬50g，牛膝30g，淫羊藿30g，枸杞子50g，玉竹50g，知母30g（盐水炒），黄柏30g（盐水炒），龟板胶50g，紫河车1具（蒸熟，晒干，为末）。

用法：以上药物，慢火煎3次，去渣，浓缩，烊化龟板胶，入紫河车末及淮山药粉适量，制成小丸，每服10g，早晚各一服。

功效：气血双补，补肝滋肾。

主治：痿病迁延不愈，症见双足痿软无力，筋脉弛纵，肌肉消削，大肉枯槁，面色萎悴，神疲气怯，脉沉细涩弱。

按：本证属气血不足，肝肾亏虚之候。久病痿躄，致宗筋失养，阳明脉衰，精气不能濡润四末，故见胫枯足萎，肌萎如削，形色憔悴，目倦神疲，脉象沉取细弱而涩滞。此属精血亏耗、冲任不充之象也。根据《黄帝内经》"治痿独取阳明"理论，此证当责之脾胃虚弱，气血生化乏源，兼肝肾精血不足，不能濡养筋骨。

特色疗法

1. **火龙罐** 是中医外治法中集灸、熨、推、罐四法于一体的创新疗法，以"火运枢机，龙行气脉"为核心理念，将艾灸之温补、推拿之疏导、刮痧之透邪融于特制罐体，借火生阳，以罐导引，实现"通、调、温、化"四效合一，适用于寒湿凝滞之腰背冷痛、肩颈疼痛者，善驱散寒湿瘀滞、疏通经络壅塞。

2. **督脉灸** 是中医灸法中独具特色的"铺灸"疗法，以"温通督阳，固本培元"为核心，沿脊柱施以长蛇形艾炷，借艾火纯阳之力贯通任督二脉，激发命门真火，被誉为"灸中青龙"，乃"扶阳第一法"，效如《医宗金鉴》所言："艾灸督脉，如日照当空，阴霾自散。"

3. **中药热奄包** 是中医外治法中"熨法"的传承与创新，以"温通"为核心，将药力与热力凝练于布帛，敷熨于体表特定部位，借热引药，以药助热，实现“气至病所”的透达之效，具有驱寒散瘀、通络止痛之功，多选辛香走窜、温经通络之品（如艾叶、川芎、花椒），配伍活血化瘀药（如红花、乳香），共研粗末，用棉布包裹成囊，以热振阳气，以药攻邪结，使“闭者得通，凝者得化”。

4. **中药竹罐** 是中医外治法中拔罐与药透相融合的独特技艺，以竹为器，以药为媒，借火之热力与罐之负压，使药性随气入络，实现“拔、吸、渗、透”四效合一，兼具祛邪通络、调畅气血之功，堪称“罐药同施”的经典疗法。多选活血化瘀之品（如蜈蚣、苏木、乳香、没药），配合温通经络之品（如桂枝、艾叶）。

5. **中药熏洗** 是中医外治法中独具特色的疗法之一，以“外治之理即内治之理”为根基，通过将药气熏蒸与药液淋洗相结合，借助温热之力与药性之效，使腠理开泄、经络通畅，引药性直透肌腠筋骨，以达扶正祛邪，调和气血之功。常选艾叶、红花、桂枝等辛温透达之品，佐以苍术、黄柏化湿，乳香、没药通络。

6. **刺络拔罐** 是中医外治法中刺血与拔罐相结合的特色疗法，以“祛瘀生新、决壅通滞”为法，通过针刺血络后施以拔罐，引邪外出，调畅气血，实现“菀陈则除之”（《灵枢·九针十二原》）的治则，堪称“以血调血，以罐引邪”的峻泻之法。

五、预防调摄

1. **调节情绪** 痿病患者病程迁延日久，久羁病榻，常致情志之变，正如《灵枢·本神》所言：“愁忧者，气闭塞而不行。”气机阻滞则经隧不利，反碍气血之输布，致痿病益甚，形成“因郁致痿，痿郁相兼”之恶性循环。欲促康复，当调情志，使气血和顺。肝主疏泄，调畅情志，应常保心情舒畅，忌恼怒忧思，以免肝郁气滞，气行不畅，致血行瘀阻，筋脉失养。可常行修身养性之举，如习书法、练太极拳，以宁心安神，疏肝理气。心主神明，为五脏六腑之大主，心神安宁，五脏安和。莫让焦虑、抑郁扰心，否则心血暗耗，神无所依，脏腑功能亦受牵连。日常可通过听悠扬之雅乐、品茗静思等，怡养心神，使心之气血调达，为机体康复营造良境。

2. **注意饮食**　痿病患者以脾胃虚损多见。苦寒伤脾，应避免食用芥菜、萝卜、绿豆、海带、紫菜、黄花菜、西瓜、苦瓜等寒凉品，且应少吃冷饮。多食甘温补益之品，如牛肉、猪肉、狗肉、兔肉、鸡蛋、牛奶、韭菜、花生、苹果、桂圆等，以起到补益、和中、缓急的作用。注重营养均衡的同时，还可适当增加钾、钙、蛋白质以及维生素的补充。此外，高钙饮食对促进肌肉收缩以及提升神经肌肉的兴奋性有重要作用，如牛奶、虾皮、鸡蛋、豆制品等；高钾食物可以改善患者神经肌肉的疲劳，如香蕉、橘子等；增加B族维生素的摄入，尤其是维生素B_1、维生素B_2，具有营养神经、改善肌肉力量的作用，如坚果类、动物肝脏等。

3. **起居调护**　痿病多兼湿邪，居室宜干燥通风，忌卧湿地；日间适度活动，如太极拳“云手式”、五禽戏“鹿戏”，以微汗出为度，忌久坐久卧而致气血壅滞；锻炼后汗孔开张，避空调直吹，以防风邪袭络；步履宜缓，辅以拐杖或矫形器，避免跌倒；久立伤骨，可交替单腿支撑；避免洗浴时水温过高、强烈阳光下高温暴晒；应用大剂量激素治疗时，避免过度活动，以免加重骨质疏松及股骨头负重。

第十二章　痿病类证——重症肌无力

一、概　　述

重症肌无力的中医病名为痿病类证，是一种自身免疫性神经肌肉接头疾病，其表现形式多端，累及多个系统，在中医领域大多可归为“痿病”的范畴，另有“睑废”“视歧”“大气下陷”等病名。痿病类证原指肢体痿弱无力一类的疾病，重症肌无力病变不在肌肉，从症状而言，总属肌肉痿弱无力，故本章以痿病类证论述。痿病类证是以眼睑下垂，复视，四肢痿软无力，颈软头倾，声音嘶哑，吞咽困难，重则呼吸困难为主症的疾病。“痿”之病名首见于《黄帝内经·素问》，于《痿论》篇中详细论述痿病，治疗上提出“治痿独取阳明”的基本原则。国医大师邓铁涛认为本病由于先天不足，后天失调，或情志刺激，外邪所伤，疾病失治、误治，或病后失养，导致脾胃气虚，渐而积损成疾。

二、病因病机

先天不足，后天失调，而致脾胃气虚，积虚成损，脾胃虚损，脾主肌肉，肌肉失养。延及他脏，肝血不足，肝窍失养，肾为胃之关，胃肾亏损，损及肺肾，脾气虚损，气血生化不足，不得濡养，心血不足。《素问·痿论》篇中道“治痿独取阳明……阳明者五脏六腑之海，主润宗筋，宗筋主束骨而利关节也”，故阳明充盛，气血充足，筋脉得以濡养，则筋脉柔软，关节滑利，运动灵活。而足阳明胃经与足太阴脾经相表里，胃的功能与脾的运化密不可分，如《素问·太阴阳明论》所言：“四支皆禀气于胃，而不得至经，必因于脾，乃得禀也。今脾病不能为胃行其津液，四支不得禀水谷气，气日以衰，脉道不利，筋骨肌肉，皆无气以生，故不用焉。”因此，脾胃亏虚，气血不足，则宗筋失养，纵缓不收，而见肌肉、关节痿弱不用。国医大师、岭南名医邓铁涛提出“脾胃虚损，五脏为本”的思路，认为该病以脾胃虚损为本，虚损难复，人体虚损，容易诱发各种各样的并发症、兼夹证，从脾论治重症肌无力，以“甘温益气、升阳举陷、顾护脾胃、调补肺肾”为原则，治疗过程中在“健脾补肾、升阳益气”的同时，不忘“清热化湿”。

1. **脾胃虚损，肌肉失养**　脾为后天之本，主肌肉、四肢，脾主运化，具有“散精”功能，若由于先天禀赋不足，或者后天饮食不节，或劳倦思虑过度，久病不愈，失治误治等原因，损及脾胃功能，运化、输布功能失司，气血、津液生化之源不足，无以滋养五脏，肌肉、筋脉失于濡养，则导致四肢痿软无力，甚至肌肉萎缩废用。

2. **湿热为标，筋脉迟缓**　广东地处五岭之南，故名“岭南”，气候湿热，且居民喜食海鲜、老火汤；或先天禀赋不足，或后天脾胃虚弱，或饮食失常，致湿热内生，内外合邪，则会加重湿热证候。湿热之邪浸淫人体肌肉、筋脉，气血受阻，营运不畅，失于濡养，从而导致肌肉、筋脉弛缓不收，痿软无力。正如《素问・生气通天论》记载：“因于湿，首如裹，湿热不攘……软短为拘，弛长为痿。”

3. **劳病体虚，肾精亏损**　先天不足，或久病体虚，伤及肝肾，精血亏虚，或劳役、房事太过而伤肾，耗损阴精，肾水亏虚，筋脉失于灌溉濡养。金元时期名医张子和在《儒门事亲》中强调“痿病无寒”，认为痿病由“肾水不能胜心火”所致。

4. **毒物所伤，脉道失畅**　服用或接触毒性药物，损伤气血经脉，经气运行不利，脉道失畅，亦可致痿。

三、辨证论治

本病的病变部位在筋脉肌肉，其核心病机为“脾胃虚损，五脏相关”，以脾肾亏虚为本，湿热、瘀血为标。临床常呈现因实致虚、因虚致实及虚实夹杂的病机。治则总以扶正补虚为主。虚者扶正补虚，实者祛邪和络，虚实夹杂者扶正祛邪并施。以“治痿独取阳明”为核心，重视补益脾胃、调理气血，兼清湿热、通络。

（一）脾胃亏虚

【症状】四肢肌肉松弛，眼睑下垂（晨轻暮重），咀嚼吞咽无力，倦怠懒言，食欲不振，面色㿠白或萎黄，气短便溏，舌质淡胖、有齿痕，脉细弱等。

【治法】强肌健力，补脾益损。

【方药】强肌健力饮（国医大师邓铁涛经验方）。黄芪 30~120g（重用），五爪龙 30g，党参 15~30g，白术 15~30g，当归 10~15g，陈皮 6~10g，升麻 3~6g，柴胡 3~6g，茯苓 15~20g，炙甘草 5~10g。

若见躯干颈软，四肢无力，加千斤拔、狗脊、牛大力；若见腹泻，便溏，加石榴皮、山药、桑螵蛸、布渣叶、谷芽；若见体胖痰多，肢体浮肿，加茯苓、薏苡仁、石菖蒲。

（二）湿热浸淫

【症状】全身萎软无力，肢体困重，扪及微热，胸脘痞闷，口干苦，小便短赤，大便黏滞，舌红，苔黄腻，脉滑数或濡数。

【治法】清热利湿，通络舒筋，健脾化湿。

【方药】四妙丸合加味二妙散。苍术 10~15g，黄柏 10~15g，牛膝 10~15g，薏苡仁 15~30g，萆薢 10~15g，防己 10~15g，木瓜 10~15g，茯苓 15~20g，泽泻 10~15g。

若热重于湿，见肢体困重，口干口苦，小便短赤，可加黄芩，栀子、连翘；若湿重于热，见胸脘痞闷，大便黏腻，加厚朴、陈皮、车前子、川萆薢；若见纳呆，腹胀，便溏，可加白术、山药、党参；若见舌质暗、有瘀斑，肢体麻木，可加丹参、桃仁、鸡血藤；若复见口干舌燥，舌红少苔，可予生地黄、麦冬、龟板各 10g。

（三）脾肾阳虚

【症状】全身乏力，畏寒肢冷，腰膝酸软，食欲不振，腹胀便溏，完谷不化，面色苍白或萎黄，小便清长，夜尿频多，舌质淡，苔白滑，脉沉细弱。

【治法】补中益气，温补脾肾。

【方药】补气温阳方（广东省名中医宁为民经验方）。五指毛桃 30g，炙黄芪 20~60g，白术 30g，白芍 20g，升麻 10g，党参片 10g，当归 10g，山茱萸 30g，酒黄精 10g，黑顺片 15g（先煎），干姜 15g，仙鹤草 30g，淫羊藿 10g，蒸陈皮 5g。

若见寐差，可加柏子仁远志、牡蛎、百合；若夜尿频繁，可加益智仁、桑螵蛸；若畏寒重，可加巴戟天；若腹胀，便溏，苔白腻，加茯苓、薏苡仁、砂仁（后下）；若兼见外邪，加豨莶草、桑叶、龙脷叶、海浮石、桔梗、玄参。

（四）肝肾阴虚

【症状】起病缓慢，渐见肢体痿软无力，腰膝酸软，不能久立，视物模糊，口燥咽干，五心烦热，夜间盗汗，头晕耳鸣，遗精或遗尿，女性可见月经不调，舌红，少苔，脉细数。

【治法】滋补肝肾，养阴清热。

【方药】六味地黄丸合左归丸加减。黄芪 30~60g，熟地黄 15~30g，酒山茱萸 10~15g，牡丹皮 10~15g，白芍 15g，当归 10~15g，龟板胶 15~30g，枸杞子 15g，鸡血藤 30g，牛膝 10~15g。

若见虚热明显，加黄柏、知母、麦冬、石斛；若眼睛干涩、视物模糊，加菊花、密蒙花、女贞子、墨旱莲；若见五心烦热，盗汗，加地骨皮、银柴胡、龟甲；若见虚风内动，手足震颤，可加木瓜、钩藤（后下）、龙骨（先煎）、牡蛎（先煎）；若久病阴损及阳，阴阳两虚，神疲，畏寒肢冷，小便频清，脉沉细无力，选加味四斤丸或鹿角胶丸；若热甚，加用六味地黄丸；若阳虚畏寒，加用右归丸。

（五）气血两虚

【症状】全身乏力，四肢肌肉萎缩，面色苍白，心悸气短，头晕目眩，活动后加重，唇甲色淡，毛发干枯，女性可见月经量少、色淡，甚则闭经，舌质淡白，舌体瘦薄，苔薄白，脉细弱或脉沉细无力。

【治法】补益气血，健运脾胃。

【方药】八珍汤合强肌健力饮加减（国医大师邓铁涛经验方）。黄芪 60~90g，（重用），党参 15~30g，白术 15~20g，当归 15~20g，熟地黄 15~20g，白芍 10~15g，茯苓 15~20g，川芎 6~10g，炙甘草 6~10g。

若见面色㿠白，心悸失眠，加阿胶（烊化）、鸡血藤；若气短喘息，加升麻、柴胡；若倦怠懒言，纳差便溏，加山药、莲子；若肢体麻木，口唇紫绀，舌暗，舌下脉络瘀张，加丹参、三七粉（冲服）；若失眠多梦，加酸枣仁、龙眼肉。

（六）大气下陷

【症状】呼吸急促或困难，短气不足以吸，甚则张口抬肩，全身极度乏力，声音低微，言语断续，吞咽困难，面色苍白或青灰，冷汗出，四肢不温，舌质淡，苔薄白或无苔，脉沉细弱或虚大无力，重按无根。

【治法】急救固脱，升提大气。

【方药】升陷汤合强肌健力饮加减（国医大师邓铁涛经验方）。黄芪 60~120g（重症可至 150g，需久煎），五指毛桃 15~90g，党参 15~30g，白术 15~30g，升麻 6~10g，柴胡 6~10g，当归 10~15g，山茱萸 15~30g，陈皮 10g，桔梗 10g，炙甘草 10g。

若见四肢厥冷，冷汗淋漓，加制附子（先煎）、干姜，或急用参附注射液；若痰涎壅盛，加猴枣散（猴枣、羚羊角、天竺黄、川贝母、麝香）、橘络、浙贝母、胆南星，必要时配合吸痰；若口唇紫绀，舌暗，舌下脉络瘀张，加丹参、三七粉（冲服）；若肌肤枯槁，口舌干燥，舌红少津，加麦冬、五味子，减升麻、柴胡用量。

四、医案解要

（一）宁为民工作室医案

陈某，男，70 岁，2024 年 3 月 12 日初诊。

【病史】左侧眼睑下垂，四肢乏力 7 年。患者 7 年前无明显诱因下出现左侧眼睑下垂，伴四肢乏力，当时无眼睑浮肿，无言语障碍，无头晕头痛，无意识障碍，无视物模糊，无恶心呕吐等不适，持物尚稳。于外院确诊为“重症肌无力”（具体诊疗不详）。目前规律服用溴吡斯的明等药物，近 7 年左侧眼睑下垂症状无明显加重，近期自觉精神倦怠，肢体乏力明显，遂来诊。既往有“高血压”“糖尿病”“脑梗死”病史，规律服用降压、降糖药物，血压控制平稳。

【刻下症】左侧眼睑下垂，晨轻暮重，精神倦怠，四肢乏力明显，纳寐一般，二便调，舌淡，苔薄，舌中有裂痕，脉细。

【诊断】

西医诊断：重症肌无力（眼肌型）。

中医诊断：痿病（气虚不运）。

【治法】补中益气，温补脾肾。

【方药】补气温阳方（广东省名中医宁为民经验方）加减。五指毛桃 30g，黄芪 50g，白术 10g，白芍 10g，升广麻 10g，党参片 15g，当归 10g，麦芽 20g，酒黄精 10g，山萸肉 20g，仙茅 10g，淫羊藿 10g，柏子仁 10g，仙鹤草 20g，蒸陈皮 5g。共 15 剂，日 1 剂，水煎 400ml，分次温服。溴吡斯的明片 60mg，每日 4 次，口服。

【二诊】患者左侧眼睑下垂症状改善，乏力，多汗，纳寐尚可，二便调，舌淡红，苔薄，舌中有裂痕，脉细。处方：五指毛桃 30g，炙黄芪 20g，白术 30g，白芍 20g，升广麻 10g，党参片 10g，当归 10g，炒麦芽 30g，山萸肉 30g，酒黄精 10g，蒸陈皮 5g，黑顺片 15g（先煎），干姜 15g，仙鹤草 30g，百合 10g，三七片 5g。共 15 剂，日 1 剂，水煎 400ml，分次温服。溴吡斯的明片 60mg，每日 4 次，口服。

【三诊】患者左侧眼睑下垂改善，乏力，多汗改善，纳尚可，寐差，体重无明显变化，大便正常，小便夜尿 3 次，舌脉如前。守二诊方，去百合、三七，加柏子仁 10g，制远志 10g，牡蛎 20g（先煎）以安神宁心，益智固本，继续服用 15 剂。溴吡斯的明片 60mg，每日 4 次，口服。

【四诊】病史如前，服上方后左侧眼睑下垂、倦怠乏力症状改善，无特殊不适，随诊数月，效不更方，随证加减。

【按】重症肌无力一证虽未见于古医籍专论，然考其证候特点，当属"痿证""痿躄""睑废""视歧"及"大气下陷"诸证范畴。本案病延数载，穷必及肾，其本在脾肾阳气式微，其标在气血双亏，更兼清阳陷而不举。《素问·痿论》明训"治痿者独取阳明"，盖因阳明乃水谷之海，主润宗筋而利机关。今患者中焦斡旋失司，气血生化无权，宗筋失于渗灌，故见眼胞垂堕、肢体懈怠；卫阳失于固护，玄府开阖失度，遂有濈然汗出；久病子盗母气，脾损及肾，命门火微，膀胱气化不利，故见夜尿频多；"先天禀赋不足，后天失于濡养"为发病枢机，析其核心病机，乃脾肾阳虚夹中气下陷，故以补气温阳方（广东省名中医宁为民经验方）化裁立治，临床收效颇彰。其遣方之妙在于：以五指毛桃、黄芪、党参、白术、升麻、柴胡、当归斡旋中州，共培后天之本；黑顺片、干姜、山茱萸、淫羊藿、仙茅温煦坎中真火，起到温肾阳、补肾精之效；仙鹤草独善补虚固摄，合三七、川芎补气养血活血，陈皮醒脾，令补而不壅；复入百合，启水火既济之机，柏子仁、远志宁心神而定志，牡蛎潜阳以敛汗。全方熔温补命门、健运中土、益气举陷于一炉，后天以养先天，先天以助后天，深契"阴阳互根"之妙。

（二）刘茂才医案

王某，男，66 岁，2012 年 10 月 11 日初诊。

【病史】右眼睑下垂 1 个月余。患者有慢性胃病史多年，2012 年 9 月初出现右侧眼睑下垂，活动后加重，休息后减轻，晨轻暮重，无视物重影。在当地医院就诊，完善肌电图、新斯的明试验等检查，诊断为"重症肌无力（眼肌型）"。予溴吡斯的明等治疗，服药后出现药物不良反应，并出现声音嘶哑及肢体乏力症状。

【刻下症】患者言语清，仍感右眼睑下垂乏力，咀嚼、吞咽稍长时间仍感困难，双下肢少许乏力，视物朦，时有汗出，活动后明显，腰背、双膝以下畏冷，无胸闷、气促等不适，夜尿频多，排烂便，每日 2~3 次，或腹部隐痛，纳可，舌质淡暗,苔白腻,脉细弱。

【诊断】

西医诊断:重症肌无力。

中医诊断:痿病(脾肾两亏)。

【治法】健脾补肾。

【方药】黄芪 60g,党参 20g,白术 15g,茯苓 15g,巴戟天 15g,肉苁蓉 15g,补骨脂 15g,淫羊藿 15g,菟丝子 15g,鹿角霜 15g,益智仁 15g,干姜 10g。日 1 剂,水煎 2 次取汁 300ml,分早晚服用,服用 4 剂。溴吡斯的明片 60mg,每日 3 次,口服。

【二诊】2012 年 10 月 15 日二诊,患者双下肢乏力明显减轻,腰膝畏风症状减轻,汗出减少,口干,夜尿减少,大便尚调,纳眠可,舌质淡暗,苔腻微黄,脉细弱。辨证属脾肾气虚,清阳不升。初诊方加五爪龙、升麻柴胡以益气升阳,腰膝畏冷减轻,夜尿减少,并有口干,舌苔稍黄腻,去补骨脂、鹿角霜、干姜、益智仁等补肾阳药物,加陈皮以助运化。处方:黄芪 60g,五爪龙 20g,党参 15g,白术 15g,陈皮 10g,升麻 10g,柴胡 10g,巴戟天 15g,肉苁蓉 20g,淫羊藿 15g,菟丝子 15g,茯苓 15g。服用 7 剂。

【三诊】2012 年 10 月 19 日三诊,患者轻度眼睑下垂,吞咽、进食基本顺畅,肢体乏力明显减轻,肢体畏寒改善,食欲好,二便可,舌质淡红,苔薄黄微腻,脉细弱。患者病情明显好转,要求出院带药,二诊方黄芪减为 45g,服用 14 剂。患者拒用激素及免疫抑制剂,出院后维持溴吡斯的明片 60mg,每日 3 次,口服。后于神经专科定期复诊,病情进一步好转、稳定。

【按】痿病的病变部位虽在筋脉肌肉,但根在五脏虚损,而脾肾虚损是痿病病程中的根本病机,“虚则补之,损则益之”为痿病的治则。根据先天生后天,后天养先天,临床治疗痿证时多脾肾并补。本例患者有慢性胃病史,病久则脾胃虚弱更甚,脾主运化、输布,虚弱则失常,导致气血津液生化无源,无法濡养五脏六腑,筋骨肌肉因失养而弛纵,不能束筋骨利机关,则见眼睑下垂乏力诸症及舌脉所见。脾阳不足,伤及肾阳,即兼见他症,辨证属脾肾两亏。治以“虚则补之”,益气、健脾、补肾并用,用黄芪、党参、白术、茯苓补益脾气,巴戟天、肉苁蓉、补骨脂、淫羊藿、鹿角霜等温补肾阳,菟丝子补肾益精,益智仁脾肾双补,干姜温中以益火之源。

（三）邓铁涛医案

文某，女，46岁，2001年2月24日入院。

【病史】呼吸困难，吞咽困难，四肢无力，加重1个月。患者4年前因反复咳嗽，到广州某医院检查，CT示：胸腺肿瘤。同年8月在该院行胸腺摘除术。术后不久出现呼吸困难、吞咽困难及四肢无力。2001年1月4日因肺部感染并发重症肌无力危象，再次回原医院住院，经气管插管抢救及药物治疗，病情好转，于2月1日出院。2月23日再次出现呼吸、吞咽困难，返原医院急诊，准备送重症监护室，后由于其他原因，转送我院。既往有心肌炎病史，已愈。

【刻下症】呼吸困难，气息将停，四肢无力，体位被动，无法吞咽，伴心悸胸闷，腹泻，舌质胖润、色淡红，苔少，脉弱细数。

【辅助检查】T37.1℃，P120次/分，R27次/分，BP18.6/10.6kPa，HR120次/分，心律整，心音低钝，双肺呼吸音减弱，肝脾未触及，四肢肌力Ⅲ－Ⅴ级。血WBC12.9×10^9/L。

【诊断】

西医诊断：①重症肌无力危象（迟发重症型）；②胸腺瘤摘除术后。

中医诊断：痿证（脾胃虚损，大气下陷）。

【治疗】黄芪注射液20ml，静脉滴注；舒普深抗菌消炎：能量合剂、复方氨基酸支持治疗；新斯的明0.5mg，餐前半小时肌内注射，每天3次；口服溴吡斯的明60mg，每6小时1次；强肌健力口服液2瓶，每天3次；地塞米松10mg，晨顿服；雷尼替丁150mg，每天2次，以保护胃黏膜；倍他乐克25mg，每天1次，降压以减慢心率。

【二诊】2001年2月26日请邓教授会诊，患者仍呼吸困难，无法吞咽，气促胸闷，心悸，大便稀，每天4次，舌淡红，苔薄白，脉细。停服西药，改静脉给药。予参麦注射液益气养阴，中药治以益气健脾。处方：五爪龙60g，太子参50g，牛大力30g，茯苓、白术各12g，桔梗10g，山药、石斛、芡实各15g，甘草3g，石榴皮24g。每天1剂，水煎，分2次服。

【三诊】2001年3月1日三诊，患者精神可，呼吸困难、气促、吞咽困难均减，腹泻，每天5~6次，服药、饮食后即泻，舌红，苔薄，脉细。新斯的明改临时肌肉注射，以减轻其对胃肠的影响；舒普深改西力欣（头孢呋辛）；腹泻加用思密达（蒙脱石散）；心悸用慢心律（美西律）片口服。邓教授查房后，建议将强肌健力口服液改为3瓶，每天3次。中药守上方加黄芪100g，陈皮3g。每天1剂，水煎，分2次服。

【四诊】2001年3月5日四诊，患者仍呼吸、吞咽困难，胸闷气促，但腹泻明显减轻，每天2~3次。停西力欣，改用青霉素；停复方氨基酸，改用果糖，加强支持治疗；中药守上方。

【五诊】2001年3月12日五诊，患者病情基本稳定，虽动则气促，痰涎多，但可自行吞咽，舌淡红，苔薄白，脉细。青霉素已用1周，改为红霉素合氯霉素以抗感染。

【六诊】2001年3月19日六诊，患者体力日好，可下床，睡眠差，舌淡红，苔薄白，脉细。地塞米松减至6mg。处方：黄芪60g，五爪龙、薏苡仁、生龙骨（先煎）、生牡蛎（先煎）、党参各30g，茯苓、山药各20g，白术、山茱萸各15g，山慈菇、枳壳各10g，甘草、陈皮各3g。每天1剂，水煎，分2次服。

【七诊】2001年3月26日七诊，患者呼吸、吞咽平顺，病情稳定，停用地塞米松，改为强的松（泼尼松）35mg口服（上午服20mg，下午服15mg）。中药守方，去龙骨、牡蛎、枳壳，加千斤拔、牛大力各30g，石斛15g。3月29日，患者步行出院。

【按】重症肌无力是难治之病，其危象抢救则更困难和复杂。对于重症肌无力危象，中医无此病名。根据患者呼吸困难、吞咽困难、四肢无力三大特点，认为其属于脾胃虚损，大气下陷之病症。近代名医张锡纯《医学衷中参西录》中有大气下陷病症的记载，“中大气下陷，气短不足以息，或努力呼吸，有似乎喘，或气息将停，危在顷刻”，并以升陷汤（主药黄芪）治之。可见肌无力危象之呼吸困难，是气虚下陷或大气下陷之虚损病症，其与哮喘、肺胀等实证所致的呼吸困难不同。

（四）杨晓军医案

朱某，年龄不详，2016年10月26日初诊。

【病史】2011年12月出现四肢无力，右眼睑下垂，视物模糊，偶有复视，咽喉异物感，于广东省第二人民医院明确诊断为“重症肌无力”。2012年1月行胸腺瘤切除术，术后规律服用溴吡斯的明及甲泼尼龙治疗，具体用量不详。2015年5月出现呼吸困难，逐渐加重，并发“重症肌无力危象”，在我院住院治疗好转后出院。出院后规律门诊就诊。

【刻下症】患者右眼睑下垂，晨轻暮重，无明显视物模糊，四肢乏力明显，有咽部异物感，时有咽痒干咳，无痰，无发热恶寒，无吞咽困难、呼吸困难等不适，纳眠可，小便正常，大便日 1 次、稍硬，舌淡，苔白腻、稍黄，脉沉。

【诊断】

西医诊断：重症肌无力（全身型）。

中医诊断：痿证（脾气虚弱）。

【方药】补中益气汤加减。处方：黄芪 60g，五指毛桃 60g，熟党参 30g，白术 15g，当归 10g，广升麻 10g，柴胡 10g，甘草片 5g，陈皮 5g，豨莶草 10g，木蝴蝶 10g，桑白皮 10g，千斤拔 30g，酒山茱萸 10g，芡实 15g。上方加水 500ml，煎煮 200ml，饭后分 2 次温服。每日 1 剂，连服 7 剂。结合西药溴吡斯的明、甲泼尼龙，中成药强肌健力胶囊治疗。嘱其避风寒，调饮食；规律服药。

【二诊】2016 年 12 月 7 日二诊，患者服药后咽痒、咳嗽、咽部异物感症状缓解，现仍有乏力不适，右眼睑下垂如前，余无明显不适，纳眠可，小便清长，大便日 1 次、质硬，舌质淡暗，苔白腻，脉沉。考虑患者咽部症状好转，去豨莶草、木蝴蝶、桑白皮；另患者大便质硬难解，结合舌脉象，考虑患者脾气虚，无力推动，脾虚日久致肾虚，肾虚则二便失司。在原方基础上加酒苁蓉 15g，何首乌 20g，牛大力 30g，桑寄生 15g。继续服用 7 剂。

【三诊】2017 年 1 月 23 日三诊，患者服上方后，自觉诸症较前缓解，自行服用 14 剂。1 周前，患者受凉后出现咳嗽、咳痰，伴低热，于当地诊所就诊后已无发热，仍有咳嗽，咳痰，痰白、质黏、难咳，舌淡，苔白厚腻，脉沉滑。患者外感后，外邪留恋，上方减少黄芪、五指毛桃的用量，去酒苁蓉、何首乌、桑寄生等补益之品，以免助邪。加用豨莶草、木蝴蝶、桑白皮、龙脷叶以清热解表，清肺利咽；化橘红、炒僵蚕行气化痰散结。服用 7 剂后，随访患者，诉咳痰较前明显减少，嘱继续服用 3 剂，咳嗽、咳痰症状好转，考虑外邪已祛除，继续予补中益气汤加减治疗。一般四肢乏力症状逐渐减轻，右眼睑下垂时有出现。

【按】在临床上，重症肌无力加重期患者最易发生上呼吸道感染或肺炎等，主要表现为咳嗽、咳痰，甚至发热恶寒，气喘气促，故在治疗合并咳嗽、咽痛不适时，常在补益脾气的基础上加上木蝴蝶、豨莶草、岗梅、龙脷叶、桑白皮、紫菀、枇杷叶、浙贝母以解表润肺、止咳化痰；痰多时，加理气药，如橘红、橘络、桔梗；顽痰不化时，加炒僵蚕；稳定期合并复视者，重在补肝肾，益精血，主要用药有枸杞子、黄精、鸡血藤、何首乌；合并肢体酸痛者，加桑寄生：合并畏寒肢冷者，重以温补肾阳，加巴戟天、锁阳、淫羊藿：同时注意阴中求阳，善用熟地黄、酒女贞子、酒肉苁蓉、盐菟丝子、桑椹等：合并口干者，善用养阴药，如石斛、北沙参、玉竹；合并失眠者，加用煅磁石以重镇安神，酸枣仁、合欢花、制远志、百合、浮小麦以养心安神；对于儿童患者，则加用灯芯草：合并胸腺增生或胸腺瘤者，加用山慈菇。

名家验方

1. 强肌健力饮（邓铁涛方）

组成：黄芪 60g，党参 18g，白术 15g，甘草 3g，当归头 10g，陈皮 3g，柴胡 10g，升麻 10g，五爪龙 60g，何首乌 20g，枸杞子 10g。

功效：补脾益损，升阳举陷。

主治：各类重症肌无力，证属脾胃虚损，对眼睑下垂的效果显著。

加减：兼肝血不足者，可加黄精、鸡血藤；兼肾阳虚者，加巴戟天、菟丝子、淫羊藿、紫河车、鹿角胶、锁阳、沙苑子等轮换使用；夜尿多者，加杜仲、桑螵蛸；兼肾阴虚者，加山茱萸、肉苁蓉、桑椹子、紫河车，或加服六味地黄丸；兼心血不足者，加炒酸枣仁、夜交藤；兼肺虚痰湿者，加茯苓、百合、橘络、百部、紫菀；兼胃阴虚者，加石斛、小环钗；兼湿滞者，将陈皮改为枳壳，加桔梗；兼痰湿者，将陈皮改为橘络，加薏苡仁、茯苓、浙贝母；兼前额、眉心痛者，加山茱萸、生牡蛎；兼手臂酸痛者，加桑寄生；瘀象明显者，须加蜈蚣、全蝎、僵蚕等虫类药。此外，还可酌加丹参、当归、桃仁、红花等活血通络之品。

按：国医大师邓铁涛认为重症肌无力属于虚损病证的范畴，主张从脾胃入手，论治重症肌无力，并自拟了强肌健力饮。强肌健力饮是邓老在长期临证实践基础上，受清代名医王清任补阳还五汤重用黄芪之启发，再根据中医古代名方补中益气汤化裁研制而成。方以补中益气汤为主，加大黄芪、五爪龙等剂量，全方共奏益气扶脾，强肌健力之功。方中重用黄芪，量重则力宏，甘温大补脾气。五爪龙又名“南黄芪”，一味像龙的爪子一样的药意味着什么？象征着生发的阳气，象征着生机与活力，就像服用后会让人体四肢像龙爪一样强壮。其妙在具有黄芪之功而性缓，补气而不助火，可大剂量使用，与党参、白术同助黄芪，加强补气之功。血为气之母，故用当归以养血生气，使气有所依附，与上三药共助黄芪补中益气之力。脾虚气陷，故用升麻、柴胡以达升阳举陷之功。脾虚失运，且重用补气之品，则须防气滞，故用陈皮理气消滞。甘草和中益气，调和诸药。本方源于李东垣之补中益气汤，但又有异于原方。李东垣用药偏轻，意在升发脾阳，以达补益中气，健运脾胃之效。本方参、芪、术之品用量较大，针对脾胃虚损而设，虽只增五爪龙一味，其益损强肌之力倍增。所以在治疗上需紧抓脾胃虚损这一病理中心环节，重用补气升陷之药，同时针对兼夹之证调理五脏，重补脾胃，以运四旁，促病痊愈。

2. 补气温阳方（宁为民方）

组成：五指毛桃30g，炙黄芪20~60g，白术30g，白芍20g，升麻10g，党参片10g，当归10g，山茱萸30g，酒黄精10g，黑顺片15g（先煎），干姜15g，仙鹤草30g，淫羊藿10g，蒸陈皮5g。

功效：温补脾肾，益气助阳。

主治：重症肌无力，证属脾肾阳虚、气弱血滞。症见肌肉萎软无力，畏寒肢冷，腰膝酸重，食少便溏，尤以晨起乏力、活动后气促加重为典型特征。

加减：阳虚水泛，见浮肿尿少，加茯苓30g，泽泻15g；命门火衰，见四肢逆冷，加肉桂6g，巴戟天15g；精血亏虚，见头晕目眩，加鹿角胶10g（烊化）、紫河车5g（冲服）；气滞血瘀，见舌黯脉涩，加丹参20g，川芎10g，红花6g；痰湿壅盛，见苔厚腻，加法半夏12g，薏苡仁30g；心悸不寐，加炒酸枣仁15g，龙骨30g（先煎）；夜尿频数，加益智仁10g，桑螵蛸10g；肺虚喘咳，加蛤蚧1对（研末冲服），核桃仁15g。

按：本方为宁教授立足于“脾肾同源”理论，针对重症肌无力“阳气衰微、脾肾两惫”之核心病机所创。方以五指毛桃（南芪）为君，取其甘温气厚，既能补脾肺之气，又兼祛湿通络之效，尤适脾虚湿困、久补壅滞者，较黄芪更具灵动之性；以黑顺片、干姜为臣，直入少阴，温肾阳以暖脾土，取“釜底增薪”之意，激发命门之火，驱散沉寒痼冷；炙黄芪、党参、白术三药相合，大补中州之气，固后天之本；山茱萸、酒黄精滋肾填精，寓“阴中求阳”之妙，防辛热耗阴；淫羊藿壮肾阳、强筋骨，与仙鹤草相配，一温一补，共奏“益气充形，振奋肌力”之功；当归、白芍养血柔肝，使气有所附；升麻升清举陷，引阳气上达筋脉；蒸陈皮理气醒脾，使补而不滞。

全方融附子理中汤之温阳散寒与补中益气汤之健脾升清于一体，再加二仙汤补虚，形成“脾肾双补、气血并调、温通兼施”的立方特色。宁教授强调，五指毛桃与黄芪动态配伍（黄芪用量可随气虚程度递增至60g），既避免单用黄芪之壅补，又增强益气通络之效；黑顺片久煎去毒，佐以山茱萸固守真阴，暗合“益火之源，以消阴翳”之旨；仙鹤草为“气力虚损专药”，民间称“脱力草”，补虚强筋之力尤著，现代研究证实其可调节免疫、改善肌代谢。此方深谙“阳气者，精则养神，柔则养筋”之经义，通过温补脾肾阳气，使“气主煦之”的功能得复，肌肉筋骨得养，故对脾肾阳虚型痿病的疗效显著。临床可见患者肌力渐增、畏寒减轻、疲劳缓解，尤适于长期激素治疗致阴阳两虚、寒热错杂者。

特色疗法

1. 子午流注服药法

重症肌无力晨轻暮重的昼夜节律特征与人体气血阴阳的时辰波动高度契合。子午流注服药法为东莞市非物质文化遗产，传承人宁为民教授经过多年实践，通过择时服药，借势经脉气血盛衰规律，治疗重症肌无力，可显著提升疗效。

子午流注服药法遵循“气至病所”原则，认为十二经脉气血依十二时辰循环流注，在当令时段，脏腑功能与药物吸收达至协同。如脾经主巳时（9—11时），肾经主酉时（17—19时），此时相应脏腑腧穴开放度最大，药力可循经直达肌肉-神经接头的病损部位，改善胆碱能的传导。

（1）脾虚气陷证：以眼睑下垂，晨轻暮重为主症，择巳时脾经当令服用强肌健力饮类方，借太阴经气升提之力托举下垂肌群；辅以辰时（7—9时）胃经主气化，服醒脾和胃之剂助运化。

（2）脾肾阳虚证：伴畏寒肢冷、夜尿频数，主选酉时肾经旺时投温补命门方药，激发“肾主作强”的功能；辅以亥时（21—23时）三焦经主气化，配伍温阳化气之品促药力布散。

（3）湿热浸淫证：肢体困重如裹，午后身热不扬，胸脘痞闷，舌红，苔黄腻为病机核心。湿热困阻中焦，气机壅滞，清阳不升，子午流注服药方法为，主服药时：未时（13—15时）手太阳小肠经主令，择时服用清热利湿之剂，借小肠“泌别清浊”之功分化湿热。辅服药时：巳时（9—11时）足太阴脾经旺时，配伍醒脾化浊之品，升清降浊，以复脾运。治疗指向：辛开苦降，注重未时清利湿热、巳时运脾化湿的时序配合，契合“治痿独取阳明”之经旨。

2. 督脉灸：温补阳气，激发经气

（1）作用原理：沿督脉（脊柱正中线）施以隔姜灸，借助艾火的热力与生姜的辛散之性，激发“阳脉之海”的经气，提升脾肾阳气，改善肌肉失养状态。

（2）适应表现：适用于全身乏力、畏寒肢冷、吞咽困难等脾肾阳虚型患者。通过调节免疫功能，增强肌力及抗疲劳能力。

3. 火龙罐：温通化瘀，调和气血

（1）作用原理：融合艾灸、推拿与刮痧技术，以特制火龙罐（内置艾炷）在背部膀胱经施以旋转、揉压手法。通过热力渗透与机械刺激，促进局部血液循环，化解痰瘀阻滞。

（2）适应表现：针对肌肉僵硬、局部疼痛或感觉异常者，可缓解肌肉疲劳，改善运动功能。

4. 铜砭刮痧：疏通经络，引邪外出

（1）作用原理：运用黄铜砭具沿特定经络（如脾经、胃经、膀胱经）进行刮拭，通过“徐而和”的渗透力，排出体内瘀滞，恢复气血运行。铜材的共振效应可增强生物电传导，调节神经 - 肌肉信号传递。

（2）适应表现：适用于湿热内蕴型患者，可减轻眼睑下垂、复视等局部症状。

以上三种外治法联合应用，可形成“温补 - 疏通 - 化瘀”的协同效应：督脉灸奠定阳气基础，火龙罐促进局部血液循环，铜砭刮痧疏通深层瘀滞。临床观察显示，部分患者经系统治疗后，肌力、疲劳耐受度及生活质量均有改善。

五、预防调摄

（一）重症肌无力（痿病类证）的预防调摄

重症肌无力的中医病机核心为“脾胃虚损，五脏相关”，其发病与先天禀赋不足、后天饮食失调、劳倦过度及湿热内蕴密切相关。岭南地区气候湿热，居民多为脾虚夹湿体质，易致清阳不升、肌肉失养，形成“虚损为本，湿热为标”的病理特点。因此，预防调摄需以健脾益气为核心，兼顾清热化湿，并结合岭南地域特色进行个体化干预。

（二）日常调护要点

起居有常，避邪防病；顺应四时；岭南地区气候湿热，需注意防暑祛湿，避免久居潮湿之地。夏季可适当使用艾叶、苍术熏蒸，以祛湿辟秽。感染（如上呼吸道感染）易诱发或加重重症肌无力，建议佩戴口罩、勤洗手，必要时服用玉屏风散（黄芪、白术、防风）增强卫表。劳逸适度，忌久视久劳。重症肌无力患者易因过度劳累而诱发症状，需遵循“形劳而不倦”的原则，每工作 30 分钟休息 5 分钟，避免长时间用眼（如阅读、电子产品）而导致眼肌疲劳。

（三）饮食调摄

1. **食疗原则**　温补脾胃：以甘温补益为主，多选牛肉、鸡肉、鳝鱼、南瓜等；忌食寒凉之品，如绿豆、西瓜、苦瓜，以免损伤脾阳。化湿健脾：岭南地区气候湿热，易困脾，可常用薏苡仁、茯苓、白扁豆等煮粥，或配伍五指毛桃（南芪）煲汤，取其健脾祛湿之效。

2. **药膳推荐**　牛大力杜仲猪骨汤：牛大力 60g（补虚润肺、强筋活络）、杜仲 20g（补肝肾）、猪骨 300g，适合脾肾两虚型重症肌无力患者。五指毛桃茯苓鸡汤：五指毛桃 50g（益气健脾）、茯苓 30g（利水渗湿）、老母鸡半只，适用于气虚夹湿的重症肌无力者。

（四）运动康复与情志管理

适度运动，强肌通络。

传统功法：推荐八段锦、五禽戏，重点练习“调理脾胃须单举”“两手攀足固肾腰”等招式，以升举阳气，疏通经络。

局部按摩：针对眼睑下垂，可按摩睛明、攒竹、太阳等穴位；四肢无力者，艾灸足三里、关元穴以温补脾肾。

调畅情志，疏肝健脾：肝郁气滞可横逆犯脾，加重重症肌无力症状。建议采用音乐疗法（如宫调乐曲）、香疗（檀香、陈皮）以舒缓情绪，必要时以逍遥散加减疏肝健脾。

（五）预防复发的关键措施

避免药食禁忌。

慎用寒凉药物（如黄连、黄芩）及抗生素（如链霉素），以免损伤脾胃。

定期监测与巩固治疗，临床缓解期需持续服用补中益气类方剂（如人参丹七片，有人参、三七等），每季度复诊调方。儿童患者需关注生长发育情况，可辅以六君子汤健运脾胃；老年患者加用桑寄生、杜仲以补肾填髓。

第十三章　神昏

一、概　　述

神昏，又被称为“昏聩”“昏蒙”，即神识昏乱，神志不清，呼之不应，不省人事。神昏指由多种病证引起心脑受邪，窍络不通，神明被蒙，以神识不清为特征的急危重症，常可伴有谵语、言语错乱、抽搐等症状。对于神昏，《素问》中称为“暴不知人”“不知与人言”；《伤寒论》中记载为“不识人”；《诸病源候论》称之为“昏聩”；《丹溪心法》则称为“昏迷”。

神昏的病因复杂，最常见的包括温邪、湿痰、瘀血和正虚等。在岭南地区，温邪是引起神昏的最主要病因。叶天士在《外感温热篇》中指出“温邪上受，首先犯肺，逆传心包”和“夏令受热，昏迷若惊，此为暑厥”等论述，道出了温病神昏的病因。其基本病机是外感时疫，热毒内攻，内伤阴阳气血逆乱，导致邪气蒙扰神窍，神明失司，或元气败绝，神识散乱。神昏的病位在脑，涉及心包、肝、脾、肾。引起神昏的病因很多，本章主要论述颅内感染，如流行性乙型脑炎、流行性脑脊髓膜炎等。

二、病因病机

神昏的病因复杂，可归纳为风、热、痰、瘀、虚五者，以虚为本，以风、热、痰、瘀单独出现或相互夹杂为标。神昏是指丧失神识、对环境刺激反应不足的症状。神昏的病位在脑，涉及心包、肝、脾、肾。脑作为“神明之府”，为神明之所出，主宰生命活动，神明不安，则会发为神昏。广东省名中医宁为民教授提出，结合岭南地区特色，岭南气候湿润炎热，常见病以温病为主，证型中属湿热证居多。岭南地区多雨水，符合湿热病证形成的外在炎热潮湿的发病环境，加之岭南人喜食寒凉之品，易致运化功能受损，导致湿邪内困。宁教授提出“宣通三焦法”治疗神昏，取得良好疗效。神昏以“热毒、痰（湿）”为发病关键。治疗以“调神醒脑”为原则，贯穿始终。

1. **热陷心包**　外感温热毒邪，比如风温、暑热等，内陷心包，灼津为痰，痰热闭阻心窍，传经入里，内陷心包，闭塞清窍；疫毒戾气，直中于脑，扰及神明，而致神昏。脑为元神之府、清窍所在，主神明，邪不能犯，犯之则病。岭南气候炎热潮湿，湿热毒邪易袭人体；加之卫气虚弱，外邪内犯，导致痰热内闭心包，从而导致神昏。治病应当“必先岁气，毋伐天和”，各种不同气候环境会有各种不同的发病因素，因此，要注意自然气候和季节等对疾病发生、发展与转归的影响。

2. **痰热腑实**　外感温热毒邪若失治误治，邪热由表入里，传入阳明胃肠，与肠中糟粕互结，则导致燥屎内结。热邪灼津成痰，痰热与燥屎交结，腑气不通，浊气上逆攻心，扰乱神明，发为神昏；过食肥甘厚味、辛辣炙煿，损伤脾胃，运化失职，水湿聚为痰浊，郁久化热，则痰热壅滞胃肠。痰热与宿食糟粕搏结，腑气不通，浊气上冲，扰乱心神；长期情志抑郁或暴怒，肝气郁结化火，灼津为痰，痰火循经上扰，若兼胃肠积滞，痰火与燥屎互结，则形成腑实，上蒙清窍。广东省名老中医何炎燊认为阳明乃五脏六腑之海，居中土而万物所归，温热之邪皆可传入胃腑，“夏暑发自阳明”，主张运用“通腑泄热”的方法，让邪有去路。

3. **痰湿蒙窍**　外感湿浊之邪，湿性黏滞，易困阻脾阳，脾失健运，水湿不化，聚为痰浊，阻滞气机，导致神志昏蒙。过食肥甘厚味、生冷油腻，损伤脾胃，脾失健运，水湿内停，湿聚成痰，痰湿壅塞，上蒙清窍。长期忧思过度，气机郁结，脾失健运，水湿不化，痰湿内生，上蒙清窍。久病或年老体弱，脾肾阳气不足，水液代谢失常，痰湿内生，壅滞脑窍而发神昏。当治以“开窍醒神”为原则，以复神识。开窍醒神法就是通过开泄痰浊、通利气机等，以通窍开闭、苏醒神识，从而达到治疗窍闭神昏证的目的。

4. **热盛动风**　外感温邪未及时清解，热入气分或营血分，暑邪夹火，直犯心肝，疫疠毒邪内陷心包，引动肝风；情志过极（如暴怒、焦虑），肝郁化火，火盛生风；心火亢盛，下汲肾水，水火不济，阴阳失调，风火引动；过食辛辣燥热，胃火循经上攻，扰动肝风。

5. **痰瘀阻络**　外感温热毒邪，热邪炽盛，灼伤津液，炼液为痰；热入血分，煎熬血液成瘀，痰瘀互结，闭阻脑络；外感寒邪，寒凝血滞，津液不布，聚湿成痰，寒痰与瘀血凝结，阻滞脑窍；过食肥甘厚味，损伤脾胃，痰湿内生，久坐少动，气滞血瘀，痰瘀交阻，上蒙清窍；外伤致气血逆乱，局部瘀血未消，兼脾胃受损，痰湿内生，痰瘀胶着脑窍。

6. **脱证**　大汗淋漓（如中暑、剧烈运动）、剧烈呕吐、暴泻等，导致气随津脱；外感六淫邪气，高热灼伤津液，或误用汗法、下法过度，导致阴液枯涸，虚阳外越；亡阴证未及时救治，阴竭阳脱，久病阳虚，失于温煦固摄，阳气暴脱；外感疫毒，情志过极，误用发汗、泻下药过度，闭证未能及时缓解，即可由闭转脱。

7. **阴虚动风**　外感温热毒邪，热邪炽盛，灼伤津液，虚火内生，扰动神志；后期邪退正虚，阴津耗伤，脑髓失养，影响神志；久病暗耗气血津液，津液亏损，脑髓失充；误用发汗、泻下等峻烈治法，导致津液大量丢失；先天禀赋不足或为阴虚体质，阴液亏虚，遇外邪或内伤易动风，进而诱发神昏。

8. **气阴两虚**　久病体虚（如肺痨、消渴、虚劳等），迁延不愈，耗伤人体气阴，影响心神，导致神昏；年老体弱，机能衰退，气血阴阳皆不足，形成气阴两虚之证，外邪侵袭时，易致神昏；长期饮食不节或不洁，过食辛辣、油腻、生冷等刺激性食物，或暴饮暴食，损伤脾胃，气血生化不足，气阴无从化生，进而引发神昏；情志不舒（如焦虑、抑郁、愤怒等），肝气郁结，气郁化火，灼伤阴液，同时可致气血运行紊乱，气阴耗伤，进而出现神昏。

三、辨证论治

本病以本虚为本，以风、热、痰、瘀为标。病位在脑，涉及心包、肝、脾、肾。神昏需辨闭证与脱证、辨分期（急性期、恢复期）、辨虚实、辨脏腑，分型论治如下。首辨闭与脱。闭证的临床特点为高热、神昏，谵语、抽痉、颈项强直，大小便闭等。脱证的临床特点为身热自汗，四肢厥逆，昏迷，神情淡漠，面色苍白，呼吸表浅，喉中痰鸣，二便失禁等。温热毒邪所致脱证，与内伤脱证有所不同，临床治疗要在回阳固脱的基础上，佐以驱除温热毒邪，毒去则热易退，厥易回。

综上，神昏最核心的病机是由邪扰清窍或清窍失养等各种原因所致的神识被扰或脑失所养。本病为本虚标实，急性期虽有本虚之证，但以标实为主，此时邪气盛，当按“急则治其标”的原则，可用清营透热、祛暑化湿、通腑泄热、清热熄风及化痰祛瘀等法；恢复期后，证候由实转虚，本虚标实而侧重于本虚，按“缓则治其本”的原则，运用滋阴熄风、益气养阴等法。总体治疗原则是醒脑开窍。

（一）热陷心包

【症状】高热神昏，谵语躁扰，或昏愦不语，抽痉，甚则颈项强直，角弓反张，无汗，或仅头汗出而周身无汗，身热夜甚，舌謇肢厥，舌质红绛，苔黄燥，脉细数或滑数。

【治法】清营透热，醒脑开窍。

【方药】清营汤加减。玄参 15g，葛根 15g，生地黄 10g，牡丹皮 15g，淡竹叶 10g，连翘 10g，青黛 3g，金银花 15g，郁金 10g，黄连 5g，生石膏 30g（先煎，高热者用）。

若神志不清、昏迷或谵语，烦躁不安，甚至抽搐，同时送服安宫牛黄丸；若见高热抽搐，选紫雪丹清热镇痉；若热盛动风，抽搐，加水牛角粉、钩藤、僵蚕；若腑实便秘，神昏，高热，二便不爽，舌苔黄腻，脉滑数有力，加大黄、芒硝；若阴液耗伤，身微热，口干舌燥，苔淡红，脉细数，加生地黄、天花粉。

（二）痰热腑实

【症状】神昏，或谵妄狂叫，面赤烦躁，高热，目赤唇焦，四肢抽搐，脘腹胀满，二便不爽，或溲赤便秘，舌边尖绛起刺，舌中黄厚苔燥，脉洪大滑数。

【治法】宣通三焦。

【方药】通圣方（广东省名中医宁为民经验方）加减。防风 10g，大黄 10g，厚朴 10g，天竺黄 10g，赤芍 10g，虎杖 15g，栀子 15g，人工体外培育牛黄 0.3g。或用凉膈散合白虎汤加减，以通腑泄热，逐瘀解毒。生石膏 30g（先煎），知母 15g，连翘 20g，栀子 20g，黄芩 25g，竹叶 15g，大黄 15g，芒硝 15g（后下），甘草 5g，薄荷 4g（后下）。同时服用至宝丹清心镇痉。若由深度昏迷转为烦躁谵妄，惊厥，高热，改用泻火清营熄风之剂，清瘟败毒饮加减合紫雪丹；若胃火炽盛，谵妄，时时抽搐，舌质干绛，舌中心焦黑，脉弦滑数，用犀连承气汤合白虎汤清心胃，黄连 7.5g，大黄 15g（水浸后下），玄参 20g，生地黄 25g，麦冬 15g，石膏 30g（先煎），知母 15g，甘草 5g，竹叶 15g；若气阴两虚，神志渐清，热退，抽搐止，此后用竹叶石膏汤加减调理。

（三）痰湿蒙窍

【症状】神识昏蒙，如醉如痴，身热不扬，汗出热不解，头身困重，舌胖，苔腻,脉濡数。

【治法】祛暑化湿,涤痰开窍。

【方药】蒿芩清胆汤合菖蒲郁金汤加减。青蒿 10g,黄芩 5g,石菖蒲 15g,郁金 15g,牡丹皮 10g,滑石 15g,淡竹叶 15g,法半夏 5g,栀子 5g,连翘 10g,灯心草 5g。

若痰热壅盛,加制胆南星、天竺黄;若高热不退,加生石膏、羚羊角粉;神昏严重者,加安宫牛黄丸;如遇痰湿闭阻之重症,必须配用芳香化湿及温开峻剂,如苏合香丸之类以豁痰开窍。本证要注意湿热之孰轻孰重,湿偏重者要着重宣透,热偏重者要着重通利。

(四)热盛动风

【症状】神昏,颈项强直,四肢抽搐,口噤眼戴,甚则角弓反张,唇焦干裂,舌瘦硬、色深绛,苔黄带黑,脉滑数。

【治法】清热熄风,镇惊宁神。

【方药】镇肝熄风汤加减。牛膝 30g(先煎),代赭石 30g(先煎),龙骨 15g(先煎),牡蛎 15g(先煎),龟板 15g(先煎),白芍 15g,玄参 15g,天冬 15g,川楝子 5g,麦芽 5g,茵陈 5g,甘草 5g。

若抽搐不止,加虫类药,如全蝎、蜈蚣、僵蚕、蝉蜕等以熄风止痉;神昏肢厥者,加服安宫牛黄丸或至宝丸、紫雪丹以清热开窍;头痛剧烈者,加夏枯草、钩藤;痰热重者,如喉中痰鸣、苔黄腻,加胆南星、竹沥;阴虚明显者,如口干舌燥,舌红,少苔,加生地黄、女贞子。

(五)痰瘀阻络

【症状】神志昏蒙,头痛,头重如裹,胸闷痰多,肢体麻木、沉重,面色晦暗,肌肤甲错,唇甲青紫,舌质紫暗或有瘀斑,苔白腻或黄腻,脉涩或滑。

【治法】化痰祛瘀,通络散结。

【方药】通窍活血汤合涤痰汤。白芷 10g,桃仁 10g,红花 10g,赤芍 15g,川芎 10g,石菖蒲 15g,远志 10g,制胆南星 5g,竹茹 5g,茯苓 15g。

痰重于瘀,见胸闷痰多,头重如裹,苔白腻或厚腻,脉弦滑,加白芥子、莱菔子,重用半夏;瘀重于痰,见胸痛、关节痛、头痛较重,痛如针刺,肢体麻木、沉重,活动不利,舌质紫暗,脉弦涩,加三棱、莪术,或水蛭;络脉闭阻甚者,见肢体瘫痪麻木,肌肤甲错,加全蝎、蜈蚣。

（六）脱证

【症状】低热，神昏，自汗，四肢厥逆，呼吸表浅，喉中痰鸣，甚至大小便失禁，舌质淡，苔薄白，脉细欲绝或数疾。

【治法】回阳救逆，益气固脱。

【方药】四逆加人参汤加减。制附子 15g（先煎 1 小时），干姜 25g，炙甘草 30g，红参 20g（另炖兑服，急症可浓煎频服）。

大汗淋漓、阳气欲脱者，加煅龙骨、煅牡蛎以敛汗固脱，加山茱萸以酸收敛阴，防阳气外越；阴液耗伤明显者，见口干、舌红、少苔，加麦冬、五味子以益气养阴，加玉竹、生地黄以滋阴增液；瘀血阻滞者，见唇紫、脉涩，加丹参、川芎、三七以活血化瘀；重症者加麝香（冲服）以醒神开闭；真寒假热者，见面赤、身热，但四肢厥冷，加肉桂以引火归原。

（七）阴虚风动

【症状】潮热盗汗，五心烦热，手足蠕动，筋脉拘挛，屈伸不利，口干咽燥，舌红，少苔或无苔，脉弦细数或虚弦。

【治法】滋阴养血，柔肝熄风。

【方药】三甲复脉汤加减。牡蛎 15g（先煎），鳖甲 20g（先煎），龟板 30g（先煎），熟地黄 15g，白芍 15g，麦冬 15g，炙甘草 5g，麻仁 10g，阿胶 9g（烊化）。

虚热明显者，加地骨皮、白薇；筋挛严重者，加钩藤、木瓜；阴虚风动兼痰热者，见脘腹胀满，二便不爽，用大定风珠，加胆南星、竹沥；阴虚风动兼血瘀者，用大定风珠，加地龙、丹参、桃仁。本证在治本的同时，应注意祛除余邪。

（八）气阴两虚

【症状】身热多汗，虚羸少气，心胸烦闷，口渴欲饮，恶心干呕，舌红，少苔，脉虚数。

【治法】清热生津，益气和胃。

【方药】竹叶石膏汤加减。竹叶 15g，生石膏 30g（先煎），法半夏 9g，麦冬 15g，党参 15g，山药 15g，炙甘草 5g。

阴虚甚者，见舌干裂纹，手足心热，加沙参、玉竹；余热重者，见低热不退、尿赤，加白薇、地骨皮；胃阴不足，见口干咽燥、纳差，加石斛、天花粉；兼表虚者，见汗多怕风，加浮小麦、黄芪。

四、医案解要

（一）刘茂才医案

谢某，女，32 岁，2000 年 5 月初诊。

【病史】患者为孕妇，于 4 月 23 日因不慎受凉后觉低热，头痛，以巅顶为甚，伴轻咳无痰，经服川贝止咳露及辛凉解表中药治疗，症状改善不明显。5 月 8 日在当地医院顺产一男婴，当晚发热、头痛加剧，体温达 38.9℃，无恶心、呕吐、抽搐及项强等，予抗感染及对症治疗，病情未有好转，发热加剧，体温波动于 37.8~39.9℃，头痛剧烈，烦躁不安，渐至神昏谵语、颈项强直，无恶心呕吐、肢体抽搐。后逐渐呈嗜睡状，对强刺激有反应，失语，颈项强直，曾出现抽搐、潮式呼吸、血压升高等危象，经及时对症处理，得以控制。

【刻下症】高热，神昏，时有躁动，颈项强直，气促，两颧潮红，口唇干，舌质暗红、少津，苔黄，脉细数。

【诊断】

西医诊断：结核性脑膜炎。

中医诊断：神昏（阴血亏虚，热毒闭窍）。

【治法】凉营开窍，滋阴养血。

【方药】生石膏 60g，知母 15g，玄参 15g，丹参 20g，羚羊骨 15g，钩藤 12g，生地黄 10g，麦冬 15g，白芍 15g，郁金 10g，菖蒲 10g，鳖甲 30g，百部 10g，金银花 15g。水煎后鼻饲，共 5 剂，日 1 剂，分早晚 2 次温服。

【二诊】经上述治疗后，自 2000 年 5 月 28 日体温开始逐渐下降至 37℃，呈嗜睡状，呼之可应，面色苍白，颈稍软，四肢肌力较前明显好转，舌红，苔白，脉细弱。现热毒渐退，气阴耗伤，痰迷心窍。治以益气养阴，化痰开窍，兼清余热。处方：西洋参 15g，党参 10g，知母 15g，麦冬 15g，丹参 20g，郁金 10g，石菖蒲 10g，远志 10g，金银花 15g，红花 10g，女贞子 15g，青蒿 10g。水煎后鼻饲，日 1 剂，共 5 剂。

【三诊】患者生命体征平稳，神志已转清，查体能配合，不能对答，但可以动作示意，四肢肌力较前改善，上肢近端肌力较远端差，左侧肢体肌力较右侧差，舌质淡，苔白，脉细弱。现属热病后期，热毒已尽，以脾胃虚弱，痰浊阻窍为主要病机，治以健脾益气起痿、化痰降浊开窍为法。处方：党参 10g，北芪 30g，白术 18g，云苓 15g，薏苡仁 30g，桑寄生 15g，法半夏 10g，石菖蒲 12g，菟丝子 15g，杜仲 10g，远志 6g，甘草 6g。水煎服，日 1 剂，共 5 剂。

【四诊】患者未再发热，痰稍多，质黏，不易咳出，口干，神志清楚，可缓慢言语，内容简单，可说出自己的名字，右眼睑下垂，左侧肢体肌力差，舌红，苔少，脉细。治疗以健脾益气，养阴清热涤痰为法，以补中益气汤加减。处方：北芪 30g，白术 18g，太子参 10g，陈皮 9g，升麻 9g，柴胡 9g，当归 9g，地骨皮 20g，牡丹皮 12g，葛根 30g，天竺黄 12g，甘草 6g。水煎服，日 1 剂，共 7 剂。

【五诊】患者神志清楚，声音嘶哑，可以发单音，精神疲倦，稍咳痰白而少，右睑可部分升提，饮食、睡眠均佳，双上肢肌力Ⅴ级，下肢肌力Ⅳ级，可扶坐于床，舌质红，苔薄黄，脉细。效不更方，继守上述方剂，同时辅以康复训练治疗。

【六诊】患者病情进一步好转，可倚杖行走，发音欠清，时有咳嗽，痰白量少而黏，纳食欠佳，二便尚可，舌质淡，苔薄黄，脉细。继以补益脾胃，化痰为法。以补中益气汤加减，以善其后。处方：北芪 30g，白术 18g，太子参 10g，陈皮 9g，石菖蒲 9g，升麻 9g，当归 9g，何首乌 15g，牡丹皮 12g，葛根 30g，天竺黄 12g，甘草 6g。上药 7 剂，水煎服，日 1 剂。该患者经 1 月余的治疗，病情明显好转出院。

【按】女子以血为本，妊娠后血聚胞宫以养胎，发病时正值春夏之交，风热毒邪当令，乘阴血内虚而入，首犯肺卫，故初起以发热、头痛等卫表证为主。由于治不及时，热毒内陷，盛于气营，内闭心包，热愈盛而津愈伤，津愈伤而热愈盛，出现高热、神昏、躁动、颈项强直、抽搐等火热闭窍，肝风内动之象。正如清代陈平伯在《外感温病篇》中所言，"风温证热渴烦闷，昏愦不知人，不语如尸厥，脉数者，此邪热内蕴，走窜心包络"，"热邪极盛，与三焦火相煽，最易走窜心包，逼乱神明"。此病最后确诊为结核性脑膜炎，其发病凶猛，如不及时救治，易危及生命；一旦见心包证，应及时辨证。基于中药发挥疗效慢，必要时可采用中西医结合疗法。据此，刘教授在异烟肼、利福平、链霉素三联抗结核治疗的基础上，先以清气凉营开窍，滋阴养血为法，选用白虎汤、清营汤加羚羊骨、钩藤以清肝熄风，郁金、石菖蒲清心化痰开窍，鳖甲滋阴透热，百部润肺化痰、杀虫止咳。二诊时，患者热势已渐退，然而热邪易耗气伤津，痰浊黏腻难速去，以益气养阴、化痰开窍，兼清余热立法，西洋参、党参、知母、麦冬、女贞子养阴生津，补气；青蒿、金银花清透余热；郁金、石菖蒲、远志以化痰开窍；丹参、红花祛瘀生新，清除产后胞宫之污血。三诊后，患者神志已清，而以言语不利、肢体少力为主，结合舌脉象，病机以脾胃虚弱，痰浊阻窍为主，热邪已尽。故治疗以补益脾胃起痿，化痰开窍为法，在补中益气汤的基础上加开窍化痰药而收功。

（二）何炎燊医案

李某，女，15岁，1972年8月初诊。

【病史】发热神昏10天余。患者1972年8月患流行性乙型脑炎，第14天转入我院，入院时高热达39.8℃，已持续不退10天以上，深度昏迷，舌强，口噤失语，四肢瘫痪，关节强硬，搐搦频作，眼睑不动，二便失禁，形肉尽脱，病情危重。家人诉说，自发病迄今，已遍用中西药物综合救治，患儿病情仍无好转。诊其脉沉小滑数，唇焦干裂，舌瘦硬、色深绛，苔黄带黑，全身干涩无汗。西医诊断为流行性乙型脑炎。

【刻下症】昏迷，舌强，口噤失语，四肢瘫痪，关节强硬，搐搦频作，眼睑不动，全身干涩无汗，二便失禁，形肉尽脱，唇焦干裂，舌瘦硬、色深绛，苔黄带黑，脉沉小滑数。

【诊断】

西医诊断：流行性乙型脑炎。

中医诊断：神昏（暑疫热毒）。

【治法】清热解毒，通腑泄热，化痰开窍。

【方药】生大黄18g，芒硝15g，石膏150g，知母18g，甘草6g，麦冬15g，玄参24g，生地黄24g，金银花18g，连翘15g，郁金12g，石菖蒲9g，大青叶18g。大剂浓煎，化服万氏牛黄清心丸2粒（当时安宫牛黄丸、至宝丹、紫雪丹均缺），整天鼻饲。

【二诊】热稍退，泻下黄黑胶黏粪便多次，即微汗出，黏腻异常，仍用上方加减再进。

【三诊】热降至37.5℃，复下胶黏粪便甚多，汗透，眼球开始微转动，稍能吞咽，呼之似有感觉。乃除去芒硝、大黄，渐进清营解毒、熄风养阴之剂，配合针灸治疗，病情日有好转。由于病深且重，昏迷抽搐时间过长，1个月后，肢体关节始软，记忆力恢复，无后遗症。

【按】此病极重，证属暑疫热毒深踞心、肝、胃三经营分，出现胃腑实、心窍闭、肝风动三大危候。神明被蒙，窍道闭阻。心主神明，邪热内陷心包，扰乱心神，可致昏迷；邪热灼津，筋脉失养，加之痰热内阻，可出现舌强、口噤失语。热盛伤津，筋脉失于濡养，虚风内动。阴虚则筋脉拘急，热邪亢盛，又可引动肝风，故而出现四肢瘫痪、关节强硬及搐搦频作的表现。阴液大亏，不能濡养肌肤、润泽孔窍。无阴液滋养，眼睑失养则不动，肌肤失润则干涩，津液不足则无汗。二便失禁，形肉尽脱，表明病情已到严重阶段，气阴大伤，正气衰败。热邪深入营血，耗伤阴液，使舌体瘦硬、色深绛；苔黄带黑，提示热邪已入里化火，灼伤阴液。脉沉小滑数，沉主里，小为阴伤，滑数为有热，综合反映了里热阴伤的病机。生大黄、芒硝组成大承气汤的主要成分，意在泻下热结，通腑泄浊，使体内的邪热从肠道排出，以缓解热邪内盛的局面，达到釜底抽薪的效果。除用芒硝、大黄泻下逐邪外，又在于用大量石膏以清泄气分大热，除烦止渴。麦冬15g、玄参24g、生地黄24g，组成增液汤，具有增液润燥的作用，补充体内亏耗的阴液，以改善阴液亏虚的状态，制约邪热。金银花、连翘、大青叶具有清热解毒的功效，可清解血分热毒，抑制体内的热毒之邪，缓解病情。郁金、石菖蒲意在开窍醒神，化痰解郁。二者合用，可改善昏迷、舌强、口噤失语等窍闭神昏的症状。

（三）宁为民医案

肖某，男，19岁，2018年1月1日初诊。

【病史】发热、头痛6小时。入院前6小时前无明显诱因下出现恶寒发热，伴有头胀痛，恶心呕吐，呕吐物为胃内容物，呈喷射样，四肢倦怠酸痛，少许鼻塞、流清涕，偶有少许咳嗽，无痰。至我院急诊就诊，入院后予头孢曲松钠、阿昔洛韦、甘露醇、布洛芬等治疗2天后，症状未见明显缓解。患者3岁时有高处坠落摔伤头部病史，当时未予注意，此后多次出现头痛、发热等不适，在湖南当地医院就诊，考虑为“脑膜脑炎”。西医诊断为继发性颅内感染。

【刻下症】神清，精神疲倦，发热，体温最高达 39.0℃，无恶寒，手足温，大汗淋漓，头痛，以前额部为主，左额红肿，伴有颈部僵硬不舒，暂无呕吐，四肢乏力，无胸闷、心悸，纳眠差，小便可，未解大便，舌红，苔白黄且厚腻，脉滑数。

【辅助检查】查体可见右侧巴氏征阳性，左侧巴氏征可疑阳性，颈尚软，克尼格氏征阳性。血常规：白细胞计数 $19.81 \times 10^9/L$，中性粒细胞百分比 83.0%，淋巴细胞百分比 4.7%。C 反应蛋白 13.83mg/L。脑脊液常规：潘氏试验阳性（2+），红细胞 3~4 个，有核细胞计数 $1\ 080 \times 10^6/L$，多核细胞百分比 97.0%。脑脊液生化：Glu 2.1mmol/L。余未见明显异常。头颅 CT 检查示：侧额叶底部见小片低密度灶，局部左侧额骨、前颅底见条带骨质分离。

【诊断】

西医诊断：继发性颅内感染。

中医诊断：神昏（热重湿轻）。

【治法】清热，泻火，燥湿。

【方药】白虎汤加减。石膏 30g，知母 10g，泡苍术 10g，炙甘草 10g，粉葛 20g，山药 10g。2 剂，每日 1 剂，水煎温服，日 2 次。

【二诊】患者仍有发热，但热峰较前降低，发热次数减少，日 1~2 次，头痛较前缓解，舌稍红，苔白黄且厚腻，脉滑数。患者症状较前缓解，考虑目前治疗有效。原方再进 2 剂。

【三诊】患者再服 1 剂后未出现发热，2 剂服完停药 1 天，未见发热，仍有少许头痛，颈部无明显不适，舌淡红，苔白黄干，脉稍滑。调整方药为竹叶石膏汤。处方：石膏 20g，淡竹叶 15g，太子参 15g，麦冬 10g，法半夏 10g，炙甘草 5g，山药 20g，葛根 20g。颗粒剂型冲服，3 剂。出院 1 个月后随访，患者未有头痛、发热等不适。

【按语】白虎汤源于张仲景的《伤寒论》，原方只有石膏、知母、粳米、炙甘草等 4 味中药，为治疗阳明经大热、大汗、口大渴、脉洪大四大症的主方，亦是后世温病学家眼中的辛凉重剂，为治疗气分热证的首选方。

颅内感染在中医未有明确记载，但根据颅内感染的临床表现，可归属于“神昏”的范畴。疾病特点为发病快、传变迅速、易变生他证。本例患者起病急，病程短，以高热为主要临床表现，发热反复，四肢乏力，舌苔厚腻，同时岭南地区天气炎热潮热，邪多夹湿，因此，加苍术祛湿健脾，又可祛风散邪，也借鉴了《类证活人书》中白虎加苍术汤清热祛湿的方义。同时由于热中夹湿，因此，清热不可过度，一是防止寒凉太过，湿邪留滞，缠绵难解；二是以防寒凉之药中伤脾胃，变生他证。所以，石膏只用30g，但若病重药轻，高热难退，可借鉴张锡纯用石膏的经验，以少量频服的方法，既可迅速清热，又可防止寒凉直中。因高热伤阴，"留得一分津液，便有一分生机"，所以清热为第一要义。同时，原方中粳米改成山药，也是来自张锡纯的经验，山药能益胃健脾生津，又能补肾固摄止泻，不仅能防止邪热耗伤气阴，而且能顾护肠胃，尤其是脾胃素虚者，不致因服石膏、知母等而出现泄泻，变生他证。同时，相比于粳米，山药益胃气、养胃阴的效果更佳，也是药食两用之品，量大亦无妨。因患者伴有颈部僵硬不舒，所以加用葛根，既可清热舒筋，又能生津护胃。最后以炙甘草调和诸药，又能使清热之力持续。

3剂后，患者已无发热。4剂后，停药观察未见反复。但患者舌淡红，苔白黄干，脉稍滑，提示邪热已清，气阴两伤，津液未复，遂改用竹叶石膏汤以清热益气生津善后。1个月后，随访未诉特殊不适。本案例运用白虎汤加减治疗继发性颅内感染，辨证准确，用药精简，临床疗效显著。

名家验方

1. 地黄饮子去桂附加三甲汤

组成：龟板30g，鳖甲30g，牡蛎30g，熟地黄18g，肉苁蓉15g，山茱萸10g，枸杞子12g，阿胶10g，麦冬12g，五味子2g，石斛10g，远志3g，巴戟天10g，茯苓12g，白芍15g，酸枣仁10g。浓煎一碗半，自晨至暮，少量频服。

功效：滋肾阴，补肾阳，熄肝风。

主治：神昏之阴阳两伤、虚风内动，症见初发热，随即神昏，呈惊惶恐怖状，眼球震颤不停，面瘦枯而白，面肌绷急，上半身溅然自汗，身凉，四末微冷，时作干呕，舌质干绛，苔黄而干，脉沉弦细数。

按：本方为国家级名中医何炎燊经验方。何老先从病情分析，认为其为热病后期，肝风内动无疑。古有治热病风动，属实者，有清心营、泻胃腑及凉肝熄风诸法，属虚者则着重于育阴潜阳。初诊时，何老以脉象沉弦细数、舌质干绛苔黄，震颤寒栗为主要依据，认为其是肝经风火，虽有身凉、肢冷、汗泄等症，亦作热深厥深视之，未加详细分析，投以凉肝熄风之羚角钩藤汤，后病无好转，且彻夜不眠，兼有心中悸痛。分析为阳亢而不入肝阴，阴虚不受阳纳之象，乃知前药不中病机，即改用"三甲"复脉以育阴潜阳，然又恐其留邪为患，又加至宝丹之芳香清诱。服药后，虽病无增减，然入睡颇安，是阴阳有互交之机。欲以前法再进，唯舌苔变黑，令人狐疑。请老中医会诊，多谓小儿纯阳之体，虽属阴虚风动，而舌黑应考虑有热痰内伏，故从众议而以羚羊角、胆南星、天竺黄等泻火除痰之品掺杂其间，故又不效。何老细询其母在乡治疗经过，据云所服中药（旧方已失）剂量较大，药价甚贵，药味甚苦，且有丸散合服，医云此大热证，非用重剂不为功。由此推测，前所服药大概亦是羚犀、紫雪及清热熄风苦寒之品，此病乃阴损及阳之候，不但寒凉攻伐最忌，即纯用填阴，亦不易奏效，盖无阳则阴无以生化故也。然病至肾阴枯涸，木失滋荣，内风鼓荡，脉络空虚，若药过于刚燥，又恐龙相升腾，火炽而风更甚，此时用药更宜细酌。考叶天士《临证指南医案》治内风暗动、阴中之阳伤损者，每用地黄饮子去桂、附之刚，取其温胞涵濡，阳生而阴长。何老遂仿其法，复入三甲复脉汤中，即变三甲复脉汤之甘咸凉法为甘咸温法。

2. 通圣方

组成：防风 10g，大黄 10g，厚朴 10g，天竺黄 10g，赤芍 10g，虎杖 15g，栀子 15g，人工体外培育牛黄 0.3g。

功效：宣通三焦。

主治：神昏之三焦壅塞，症见神昏，面赤烦躁，高热，目赤唇焦，四肢抽搐，脘腹胀满，二便不爽，或溲赤便秘，舌边尖绛起刺，舌中黄厚苔燥，脉洪大滑数。

按：为广东省名中医宁为民经验方。通圣方是宁为民教授根据何炎燊临床诊治神昏的经验，以防风通圣散为底方传承化裁而成。通圣方具体药物组成为防风、大黄、厚朴、天竺黄、赤芍各10g，虎杖、栀子各15g，人工体外培育牛黄0.3g。其中君药为防风、大黄、栀子，防风疏风解表散邪，使腠理之外邪消散，则气机宣畅，上焦得宣；大黄善荡涤中焦，清泻胃肠之实热，则腑气得通，中焦畅达；栀子为水道药，《审视瑶函·风沿》云其“风热之在决渎者，得之由溺而泄”，栀子可利小便，则邪有出路，下焦通利。三者合而共起宣通三焦的功效。臣药以虎杖清热化痰，助防风宣肺，泄热通便以助大黄通腑，利湿以助栀子畅下焦；厚朴苦燥泄降，可通腑下气除满，强大黄通畅中焦之功；赤芍味苦、性微寒，《名医别录》云其可“去水气，利膀胱大小肠”，则可助栀子通利下焦之力，赤芍亦可活血祛瘀，与厚朴相须而用，则气血兼顾；佐以人工体外培育牛黄、天竺黄清热化痰，醒脑开窍，平肝熄风。全方风、火、痰、瘀兼顾，表里内外、上下三焦共治，共奏宣通三焦，通腑泄热，化痰祛瘀之效。

特色疗法

1. **透法** 透法是汗、清、下、温、和等治法的综合体现，不应等同为某种单一的治法。透法在温病治疗中赋予了特定的、由内向外的、使热邪穿透皮表，并使之透彻无遗的含义，防止邪气内陷。透法的关键是调畅气机，把它等同于祛邪法和汗法均为片面的。透法不仅应用于营分证的透热转气，在温病的各个阶段均可应用。石膏性味辛寒，辛者透达，寒者清热，既可清热解毒，又可透热外出，为透之良药，对于邪在卫气营血的各个阶段，包括气营两燔、气血两燔，均可使用石膏。神昏中的颅内感染患者毒热较甚，石膏用量宜大，常用剂量为100~200g。清法配伍透法以治疗颅内感染，既能清热解毒，阻断病邪入里，又能开其郁闭、调畅气机、透热外达，防止邪气内陷。

2. **泄法** 泄法是指通过各种方式，使邪有出路、泄热外出。根据邪热分布的部位以及深浅的不同，选用不同的泄法，包括通腑、导滞、散瘀、宣透、淡渗等，恰如叶天士所言“邪之不一，各随其部而泄”。大便秘结是神昏颅内感染患者的常见症状之一。现代研究表明,大便秘结,则腹内压急性增加,进而使胸膜腔内压增高,引起脑静脉经颈静脉的功能性流出受阻,导致颅内压显著升高和脑灌注压下降。因此,必须尽快促使大便畅通,进而降低颅内压。首选导泄法,常用方药为承气汤类方以及大黄、芒硝等,功善通腑泄热,荡涤积滞,通瘀破结;并且脉络易于瘀阻,可予地龙、水蛭等活血化瘀之品,通瘀化滞。

五、预防调摄

1. **避邪防感** 顺应四时,调适环境。避免头部受风,外出佩戴帽子或围巾,风池、风府穴尤其要避风,喝防风粥(防风 10g、粳米 50g 煮粥)以疏风散寒;夏季防暑湿、避暑热,正午减少外出,用荷叶、竹叶煮水代茶饮用以清暑,饮食加薏苡仁、赤小豆,避免久居湿地。多食用梨、百合、银耳等食物,室内使用加湿器,保持居室通风。防范疫疠之邪,疫病流行期间减少聚集,戴好口罩,点燃苍术、艾叶来熏蒸空气。随身佩戴香囊(用艾叶、藿香、石菖蒲、冰片各 3g 研末,装入布袋),芳香化浊。口服预防药——玉屏风散(黄芪 15g、白术 10g、防风 6g)以增强卫气。服用银翘散加减(金银花 9g、连翘 9g、芦根 15g),以预防温疫初起,避免潮湿闷热(湿热易生毒邪)。夏季注重防暑降温,避免头部暴晒,以防暑热直中。

2. **扶助正气**

(1)饮食调养:五色入五脏,青色(菠菜、芹菜)养肝,红色(红枣、枸杞)养心,黄色(小米、南瓜)健脾,白色(山药、莲子)润肺,黑色(黑豆、黑芝麻)补肾。平时服用药膳,预防疾病。服用四神汤(茯苓、莲子、芡实、山药各 15g)以健脾祛湿,防痰湿内生。服用姜枣茶(生姜 3 片、红枣 5 颗),晨起温服,以升发阳气,预防外邪入体。

(2)起居有常:平素睡子午觉,子时(23:00—1:00)前入睡以养肝血,午时(11:00—13:00)小憩 15 分钟以养心气。避免虚邪贼风,睡眠时避免开门窗直吹,出汗后及时擦干,防汗出当风。

(3)情志调摄:七情平和,勤练习深呼吸、八段锦“摇头摆尾去心火”一式，以疏解郁怒；避免过度思虑，可按揉内关（腕横纹上 2 寸，两筋之间）以宽胸理气。

3. 中医疗法

（1）推拿：日常按摩足三里（膝下 3 寸），每日按揉 5 分钟，有健脾益气的功效，可以增强免疫力；按压合谷（手背虎口处），可疏风解表，预防外邪。

（2）推桥弓：桥弓位于颈部两侧，沿胸锁乳突肌的走向，在翳风（耳后乳突后方）至缺盆穴（锁骨内侧端）的连线上。患者取坐位或仰卧位，颈部放松，头稍偏向对侧，以暴露操作侧。操作者用拇指指腹或掌根紧贴患者皮肤，沿桥弓线自上而下单向推抹，力度轻柔均匀，以患者能耐受为度，避免暴力按压。一侧操作 3~5 分钟。可嘱患者缓慢深呼吸，呼气时向下推抹，以增强醒神效果。具有平肝潜阳、引肝火下行、降逆止痉、醒脑开窍的作用。

（3）灸法：隔姜灸神阙（肚脐）10 分钟，以温阳散寒，适合阳虚体质者。艾灸大椎（第 7 颈椎棘突下凹陷中）15 分钟，以提升卫阳，防外邪。

（4）导引：日常练习中医导引功法，练习八段锦，其中"两手托天理三焦"一式可以通调气机，"背后七颠百病消"一式可以振奋阳气。勤练习五禽戏中的虎戏强肝、鹿戏益肾、熊戏健脾、猿戏养心、鸟戏补肺。

（5）药物：睡前药浴，加用艾叶 30g、生姜 20g 煮水泡脚，可以增强体质。用菊花、决明子、薄荷各 100g 制成枕头睡觉，可以清肝明目，防止肝火上扰。

4. 特殊人群避邪要点

（1）儿童（稚阴稚阳之体）：小儿常见高热神昏引起的惊风，防止小儿惊风，高热时用小儿推拿法（清天河水、退六腑），避免热极生风。饮食忌生冷，保护脾胃，常喝山药小米粥。

（2）老年人（正气渐衰）：预防外邪疫疠邪气，冬季穿棉背心护住命门，艾灸关元补元气。防跌倒的方法包括：练习太极拳增强平衡，按揉太溪补肾强骨。

（3）孕妇（气血养胎）：避免疫毒，远离人群密集处，香囊改用紫苏叶、砂仁以安胎辟秽。禁用活血化瘀药（如红花、桃仁等），防邪需以食疗为主（如黄芪炖鸡）。

5. **现代生活习惯** 办公室、居住房间内可以摆放绿萝、薄荷等植物以净化空气，午休时练习"叩齿吞津"以养肾气。中医避邪防病的核心在于"内外兼修"。外避：通过环境调摄、隔离疫毒，减少邪气侵袭。内养：借助饮食、情志、功法，提升正气，达到"正气存内，邪不可干"的效果。实际运用需结合体质辨证（如湿热体质重在祛湿，阳虚体质重在温阳），并结合现代生活习惯，形成个性化的防病方案。

附录：东莞市中医院脑病学科建设源流

1. **科室概况与特色**

东莞市中医院脑病科（内三科）作为广东省中医脑血管病（中风）重点专科，在业内久负盛名，其发展经过不断探索与创新的过程。科室自成立之初，便将“中风”这一严重威胁人类健康的疾病作为重点攻坚“对象”，凭借深厚的中医底蕴与具有前瞻性的发展眼光，构建起一套独具特色的中西医结合治疗体系。经过多年积淀，科室汇聚了一批经验丰富、医术精湛的医疗专家，他们在中风治疗领域深耕细作，不断优化治疗方案，形成显著的治疗特色。

该科室以中风为重点病种，采用中西医结合的方法进行治疗，实施“早期综合救治”和“整体康复”方案。在疾病急性期，迅速整合现代医学的急救手段与传统中医的特色疗法，争分夺秒地挽救患者生命。现代医学的先进技术如紧急溶栓、介入取栓等，能够在最短时间内疏通患者堵塞的血管，恢复脑部供血；而中医的急救理念与方法，如运用通圣方，可为患者赢得关键的救治时机。在疾病恢复期，“整体康复”方案发挥着关键作用，主张结合现代医学和传统中医，从身体机能到心理状态，对中风患者进行全面的治疗和康复，致力于帮助患者最大程度地恢复生活自理能力，重返正常生活。

2. **中医特色疗法的应用**

根据中医理论，脑病科运用“宣通三焦法”等中医理论，针对急性中风及其并发症进行治疗。“宣通三焦法”遵循中医整体观念，认为人体是一个有机整体，三焦作为人体气血津液运行的通道，其通畅与否直接影响人体健康。在急性中风治疗过程中，通过调理三焦气机，使气血运行恢复正常，从而达到疏通经络、改善脑部供血的目的。例如，对于由气血瘀滞导致中风的患者，医生依据“宣通三焦法”，采用活血化瘀、理气通络的中药方剂，配合针灸疗法，选取特定穴位如内关、足三里、三阴交等，刺激经络，促进气血流通，从而改善患者的健康状况。

对于中风恢复期患者，该科提供早期的床边康复训练，包括肢体、吞咽、语言及认知等多方面的评估与治疗，以降低中风的致死率和致残率。科室拥有专业的康复治疗团队，他们依据中医经络学说和现代康复医学理论，为每位患者量身定制个性化的康复计划。在肢体康复方面，运用中医推拿手法，结合现代康复训练器械，帮助患者进行关节活动度训练、肌力训练等，预防肌肉萎缩和关节挛缩；在吞咽康复训练上，采用中医吞咽针法，配合吞咽功能训练，有效改善患者吞咽障碍，减少误吸的发生风险；在语言康复方面，则通过中医言语训练方法，结合现代语言治疗技术，帮助患者恢复语言表达和理解能力；在认知康复领域，则运用中医情志疗法，结合认知训练工具，改善患者认知功能，提升其生活质量。

3. **先进设备与技术支持**

脑病科配备先进的医疗设备，如 3.0T 核磁共振、64 排螺旋 CT 等，这些设备宛如科室的“火眼金睛”，能够提供精确的诊断和治疗技术。3.0T 核磁共振具有高分辨率成像能力，能够清晰显示脑部细微结构，对于早期发现脑梗死、脑肿瘤等疾病具有重要意义，为精准治疗提供了有力依据。64 排螺旋 CT 则能快速完成脑部扫描，在中风急诊诊断中发挥着关键作用，能帮助医生及时判断出血部位和出血量，从而制定科学、合理的治疗方案。

同时，科室还开展脑血管介入室、神经重症监护病房、神经电生理室等，为患者提供全面的医疗支持。脑血管介入室配备先进的介入治疗设备，经验丰富的介入医生团队能够运用这些设备，熟练开展脑血管造影、支架植入、动脉瘤栓塞等介入手术，为脑血管疾病患者带来微创、高效的治疗手段。神经重症监护病房配备了完善的监护设备和专业的医护团队，能够对重症脑病患者进行 24 小时不间断监护和治疗，为患者生命安全保驾护航。神经电生理室开展脑电图、肌电图等检查项目，为癫痫、周围神经病等疾病的诊断及治疗提供重要参考。

4. **科研与教学成果**

作为广东省和东莞市的重点专科，脑病科积极参与科研活动，与多所高校和研究机构合作，不断推进中医中药在脑病治疗领域的应用和发展。在科研项目上，科室聚焦中风、癫痫、痴呆等常见脑病，开展基础研究与临床研究。例如，在中药治疗中风的作用机制研究中，与高校科研团队合作，运用现代分子生物学技术，深入探究中药对脑损伤修复、神经再生的影响，为优化中药治疗方案提供科学依据。近年来,该科室承担了多项省市级科研课题,发表了多篇高质量学术论文,在业内引起广泛关注。

此外,该科室还承担教学任务,为培养中医脑病专业人才作出贡献。作为临床教学基地,科室接收来自各大院校的实习学生和进修医生。在教学过程中,带教老师将丰富的临床经验与扎实的理论知识相结合,采用案例教学、床边教学等多种教学方法,着重培养学生的临床思维能力和实践操作能力。同时,科室定期举办学术讲座和培训班,邀请业内知名专家授课,分享最新研究成果和临床经验,为提升大湾区中医脑病专业人才整体素质发挥了积极作用。

5. 中医脑病的现代传承与创新

在现代医学的背景下,莞邑医家与东莞市中医院脑病科不断传承与创新,将传统中医理论与现代医学技术相结合,为脑病患者带来了更多的希望和福祉。一方面,他们深入挖掘中医经典古籍中的治疗精髓,不断总结和提炼临床经验,丰富和完善中医脑病理论体系。另一方面,他们积极引进现代医学的先进技术和理念,开展中西医结合治疗,提高治疗效果。同时,注重人才培养和科研创新,为中医脑病学的发展注入新的活力。通过与国内外高校和研究机构的合作,他们积极开展学术交流和科研项目,推动中医脑病学的国际化发展。

岭南大地,钟灵毓秀,莞邑医学于这片独具特色的沃土中茁壮成长。在岭南地域文化、气候环境与丰富药材资源的共同滋养下,莞邑医学自成一派,其独特的诊疗思路与用药偏好,宛如一股清泉,为中医脑病的诊治注入了全新活力。当历史的车轮缓缓驶入现代医学蓬勃发展的新时代,东莞市中医院脑病科将继续勇挑重担,秉持对传统医学的敬畏之心与传承之志,既潜心挖掘先贤智慧,又积极拥抱现代医学理念与技术,力争为更多脑病患者驱散病痛阴霾,带去生活的希望与福祉。

参考文献

[1] 马凤 . 何炎燊医案集[M]. 北京:人民卫生出版社, 2009.

[2] 叶立昌,马凤彬 . 何炎燊临证试效方[M]. 广州:羊城晚报出版社, 2009.

[3] 邓铁涛 . 邓铁涛临床经验辑要[M]. 北京:中国医药科技出版社, 1998.

[4] 蔡业峰,倪小佳 . 黄培新临证经验集[M]. 北京:中国中医药出版社, 2021.

[5] 马凤彬 . 运用何炎燊老师的学术经验治愈顽固性眩晕 1 例[J]. 新中医, 1994,(3): 44.

[6] 刘祎,张敏,兰霞,等 . 基于"子午流注"理论午时开天门对肝阳上亢型偏头痛的干预研究[J]. 全科护理, 2021, 19(36): 5103-5106.

[7] 李哲,胡瀛宇,雒晓东 . 从六经厥阴辨治帕金森病[J]. 中医杂志, 2014, 55(11): 977-979.

[8] 周志成,李哲,刘梓言,等 . 从"三阴病"角度分期辨治帕金森病[J]. 中医杂志, 2023, 64(02): 189-192.

[9] 邱志济,朱建平 . 朱良春治疗老年痴呆症经验[J]. 实用中医药杂志, 2011(1), 17-1.

[10] 黄燕,华荣,郑春叶 . 刘茂才治疗学术思想与临症经验集[M]. 北京:人民卫生出版社, 2018.

[11] 张璐,杨继国,刘源香 . 基于数据挖掘探析近 10 年针刺治疗痴呆的取穴规律[J]. 上海针灸杂志, 2022, 41(12): 1239-1244.

[12] 华荣,黄燕,刘茂才 . 岭南名医林夏泉养血熄风、涤痰定痫法辨治癫痫的临床经验[J]. 广州中医药大学学报, 2016, 33(1): 3.

[13] 赵永厚,蔡定芳 . 中医神志病学[M]. 上海:上海中医药大学出版社, 2009.

[14] 刘京丽,李典育,张静,等 . 子午流注针法治疗失眠的研究进展[J]. 中国中医药现代远程教育, 2019, 17(19): 139-141.

[15] 罗惠青,宁为民 . 宣通三焦法治疗缺血性脑卒中后抑郁的临床观察[J]. 广州中医药大学报, 2022, 39(11): 2527-2534.

[16] 国际神经修复学会中国委员会,北京医师协会神经修复学专家委员会,广东

省医师协会神经修复专业医师分会．中国特发性面神经麻痹神经修复治疗临床指南（2022 版）［J］．神经损伤与功能重建，2023，18（1）：1-12.
［17］熊继柏，一名真正的名中医——熊继柏临证医案实录［M］．北京：中国中医药出版社，2019.
［18］王心慧，毕怀梅，张朔玮，等．火龙罐灸治疗周围性面瘫的作用机制探讨［J］．中国老年保健医学，2023，21（5）：95-98.
［19］代悦蔓，王立新．王立新教授以“伏邪”理论治疗中枢神经系统脱髓鞘疾病缓解期经验［J］．中国医药导报，2018，15（33）：4.
［20］王立新．从伏邪学说论治多发性硬化［J］．南京中医药大学学报，2014，30（6）：3.
［21］李楠，包伯航，田敏，等．刘茂才从“补气”入手论治痿证经验［J］．河北中医，2024，46（6）：885-888+892.
［22］刘小斌，李辉．邓铁涛教授治疗重症肌无力危象 2 则［J］．新中医，2001，（10）：16-17.
［23］陈楚纯，杨晓军．杨晓军治疗重症肌无力的用药特点［J］．中国医药导报，2018，15（3）：138-141.
［24］林兴栋，张敏，吴宣富，等．岭南病毒性脑炎的中医证候规律研究［J］．中国中医急症，2010，19（8）：1325-1328.
［25］余小萍，方祝元．中医内科学［M］．3 版．上海：上海科学技术出版社，2018.
［26］缪晓路，宁为民，何炎桑．何炎桑主任中医师对脑梗死后认知功能损害诊治的经验介绍［J］．新中医，2009（5）：2.
［27］李俊强，宁为民．从填补肝肾真阴论治顽固性失眠［J］．四川中医，2020，38（10）：29-32.